《实用临床药物治疗学》丛书

主任委员　吴永佩　金有豫
总　主　译　金有豫　韩　英

国家卫生健康委医院管理研究所药事管理研究部　组织翻译

APPLIED THERAPEUTICS
The Clinical Use of Drugs

实用临床药物治疗学
营养支持

第 11 版

主　　　编　Caroline S. Zeind　Michael G. Carvalho
分 册 主 译　吕迁洲
分 册 译 者　（按姓氏笔画排序）
　　　　　　李晓烨　吴国豪　金知萍
分册负责单位　复旦大学附属中山医院

人民卫生出版社

图书在版编目（CIP）数据

实用临床药物治疗学. 营养支持／（美）卡罗琳·S.
扎因得（Caroline S. Zeind）主编；吕迁洲主译. —
北京：人民卫生出版社，2020
　　ISBN 978-7-117-29455-3

　　Ⅰ.①实… 　Ⅱ.①卡…②吕… 　Ⅲ.①药物疗法
Ⅳ.①R453

　　中国版本图书馆 CIP 数据核字（2019）第 300316 号

人卫智网	www. ipmph. com	医学教育、学术、考试、健康，
		购书智慧智能综合服务平台
人卫官网	www. pmph. com	人卫官方资讯发布平台

版权所有，侵权必究！

图字：01-2018-6491

实用临床药物治疗学　营养支持

分册主译：吕迁洲
出版发行：人民卫生出版社（中继线 010-59780011）
地　　址：北京市朝阳区潘家园南里 19 号
邮　　编：100021
E - mail：pmph @ pmph. com
购书热线：010-59787592　010-59787584　010-65264830
印　　刷：北京顶佳世纪印刷有限公司
经　　销：新华书店
开　　本：889×1194　1/16　　印张：6
字　　数：245 千字
版　　次：2020 年 5 月第 1 版　2020 年 5 月第 1 版第 1 次印刷
标准书号：ISBN 978-7-117-29455-3
定　　价：50.00 元
打击盗版举报电话：010-59787491　E-mail：WQ @ pmph. com
质量问题联系电话：010-59787234　E-mail：zhiliang @ pmph. com

《实用临床药物治疗学》（第11版）译委会

主 任 委 员 吴永佩　金有豫

副主任委员 颜　青

总 主 译 金有豫　韩　英

副 总 主 译 缪丽燕　吕迁洲　樊德厚　蒋学华

分册（篇）主译

《实用临床药物治疗学》为 *APPLED THERA-PEUTICS：the Clinical Use of Drugs* 第 11 版的中译本。其第 8 版中译本曾以《临床药物治疗学》之名于 2007 年出版。

APPLIED THERAPEUTICS：the Clinical Use of Drugs 一书为临床药学的经典教材和参考书。其第 1 版由美国被誉为"药师对患者监护开拓者"（Pioneering the Pharmacists' Role in Patients Care）、2010 年美国 Remington 荣誉奖获得者的著名药学家 Marry Anne Koda-Kimble 主编，于 1975 年作为教材面世，至今出版已 44 载，虽经多版修订，但始终未离其编写初衷：采用基于"案例"和"问题"进行教育的特点和方法，帮助学生掌握药物治疗学的基本知识；学生可从中学习到常见疾病的基本知识；培养学生解决问题的能力，以制定和实施合理的药物治疗方案；每个案例均融入各章的治疗关键概念和原则等。

为了表彰作者的贡献，其第 10 版书名首次被冠名为"*Koda-Kimble & Young's Applied Therapeutics*"，以资纪念。

本版与第 8 版相比，其参加编写和每篇负责人的著名药学院校专家分别增为 214 人和 26 人。

本书第 11 版的章节数经调整后共 18 篇 110 章。与第 8 版的 101 章相比，增改了 9 章。各章内容均有所更新，特别是具有本书特点的"案例"和"问题"的数量，分别增至约 900 例和 2 800 多题，个别案例竟多达 12 题，甚至 18 题，从病情到治疗，由繁到简，环环丝扣，最终解释得清清楚楚。原版全书正文总面数达 2 288 面，堪称与时俱进的经典巨著。

当前，我国正处于深化医疗改革的阶段，医疗、医保和医药联动的改革工作任务甚重。特别是在开展"以患者为中心"的药学监护（Pharma-ceutical Care）工作方面，我国药师无论是在数量或质量方面，都有相当大的差距，任重而道远。因此本书的翻译出版，定将为药师学习提高专业实践技能，促进药师在医改进展中的服务能力起到重要作用。

为此，简略地回顾一下药师的发展历史，可能有助于读者更深刻地体会本书的特点、意义和价值。

第二次世界大战后，欧美各国家制药工业迅速发展，新药大量开发应用于临床。随着药品品种和使用的增加，药物不良反应也频繁发生，不合理用药加重，药物的不合理使用导致药源性疾病的增加，患者用药风险增大。同时，人类面临的疾病负担严峻，慢性病及其他疾病的药物应用问题也愈加复杂，医疗费用迅速增加，促进合理用药成为共同关注的问题，因而要求医院药学部门工作的转型、药师观念与职责的转变，要求药师能参与临床药物治疗管理，要求高等医药院校培养应用型临床药学专业人才，这就导致药学教育的改革。美国于 1957 年首先提出高等医药院校设置 6 年制临床药学专业 Pharm D. 培养计划，培养临床型药学专业技术人才。至今美国 135 所高等医药院校的药学教育总规模 90% 以上为 Pharm D. 专业教育；规定 Pharm D. 专业学位是在医院和社会药店上岗药师的唯一资格。并在医院建立学员毕业后以提高临床用药实践能力为主的住院药师规范化培训制度。

在此背景下，美国加州旧金山大学药学院临床药学系主任、著名的药学家 Marry Anne Koda-Kimble 主编了本书的第 1 版，作为培养新型药师的教材于 1975 年问世。本书第 1 版前言中指出"正是药师——受过高级培训、成为药物治疗专家，掌握药物的最新知识及了解发展动态、为患者和医师提供咨询，在合理使用药物、防止药物不良反应等方面——将起到关键作用"。美国的一些药学院校在课程设置方面增加了相应的内容,使药师能够胜任"以患者为中心"参与临床药物治疗管理的工作职责。其后 40 年来,药师的教育和实践任务随着医疗保健工作的发展,在"以患者为中心"的基础上,不断地向临床药学、实践规范化和系统管理方面进行改革和提高。其中比较突出的有 3 位美国学者 Robert J. Cipolle(药师和教育学家)、Linda M. Strand(药师和教育学家)和 Peter C. Morley(医学人类学家和教育学家),作为一个团队,通过调查、研究、试点、总结而提出"药学监护"(Pharmaceutical Care)的理念(philosophy)、实践和规范(practice),指南(guide)以至"药物治疗管理"(Medication Therapy Management,MTM)系统。4 位专家的"革命"性变革,提高了药师在医疗保健中的地位及对其重要性的认识,促进了药师专业作用的发挥。因此 Robert J. Cipolle、Linda M. Strand 两人和 Koda-Kimble 分别于 1997 年和 2010 年获得美国药师协会颁发的代表药学专业领域最高荣誉的 Remington 奖章,对他们在药学专业领域所作的巨大贡献予以肯定和鼓励。

迄今,世界各国的药学教育和药师的工作重点和作用,也都先后向这方面转变。在我国也正在加速药学教育改革和医院药师职责的转变。本版第 1 章"药物治疗管理和治疗评估"(Medication Therapy Management and Assessment of Therapy)的内容,很适合我国药师的现状和需要。

有鉴于此,我们组织了本书的翻译,以飨读者。

本书的翻译工作由金有豫教授和吴永佩教授牵头,韩英、缪丽燕、吕迁洲、樊德厚、蒋学华等教授出任总译校审阅工作。由 23 家三级医院和药学院校有丰富理论和实际经验的药学、医学专家教授及部分临床药师近 200 人分别承担了 18 篇共 110 章的翻译、校译和审译工作,我们对各篇章译校专家所付出的辛勤劳动深表感谢。由于专业知识、翻译水平与经验的不足,难免有疏漏或不当之处,恳请专家和读者提出宝贵意见。

译委会

2019 年 10 月

距 *APPLIED THERAPEUTICS：the Clinical Use of Drugs* 第 1 版出版已经 40 多年了，这期间健康卫生的蓝图发生了巨大的变革。虽然科技的巨大进步改变了个体化医疗，但我们也意识到在日益复杂的医疗保健服务系统中所面临的重大挑战。我们比以往任何时候都更需要具有批判性思维和可以运用解决问题技能来改善患者预后的卫生专业技术人员。

大约 40 年后，这本教科书的基本原则——以患者为中心，以案例为基础的学习方法——仍然是卫生专业教育的基石。我们的编者们列出了约 900 个案例来帮助读者在特定的临床环境中综合应用治疗学原则。我们也给卫生专业学生和实践者提供了简要的有关临床医师批判性的思维、解决问题的技能评估和解决治疗问题的思维方式。卫生专业的学生和实践者通过初步了解临床医师评估和解决治疗问题的思维来提升自身批判性思维和解决问题的能力。

熟悉本书过去版本的读者会注意到本书的整体设计与第 10 版一致，每章开头都包含了核心原则部分，提供了本章最重要的概括性信息。每个核心原则都定位于每章将被详细讨论的特定案例，关键性的参考文献和网站在每章结尾列出，每章所有的参考文献都可在网上看到。

基于过去版本中提供的基于案例学习的良好基础，第 11 版做了一些改变，以满足全球卫生专业教育工作者和学生不断变化的教育需求。主编们和编者们将美国医学研究所（Institute of Medicine，IOM）的 5 个核心能力，即以患者为中心的监护能力、跨学科团队的协作能力、基于循证证据的实践能力、质量改进技术的应用能力和信息技术的应用能力作为在书中提出案例研究和问题的主要框架。

此外，2016 年药学教育认证委员会（the Accreditation Council for Pharmacy Education，ACPE）认证标准、药学教育促进中心（the Center for the Advancement of Pharmacy Education，CAPE）教育成果和北美药剂师执照考试（the North American Pharmacist Licensure Examination，NAPLEX）修订版的能力声明作为编写团队和编者们设计编撰第 11 版的指导方针。

本版的特点在于 200 多位经验丰富的临床医师做出了积极的贡献，每一章都经过修订和更新，以反映我们不断变化的药物知识以及这些知识在患者个体化治疗中的应用。几部分内容已经过广泛的重组，引入了新的章节来扩展重要主题，其中包括总论、免疫失调、类风湿性疾病、骨关节疾病、神经系统疾病、精神疾病和物质滥用及肿瘤部分。特别值得注意的是总论部分关于药物相互作用、药物基因组学和个体化用药及职业教育与实践的新章节。此外，还重新设计了 1 章，重点关注重症患者的监护，现在还补充了关于儿童危重症监护的章节。

鉴于将跨专业教育（interprofessional education，IPE）纳入教学、实践和临床环境的重要性，我们添加了一系列由本书各个部分编者们的代表编写的 IPE 案例研究。

由于我们正在计划下一个版本，因此我们欢迎您的反馈。作者从文献、现行标准、临床经验中提取信息，从而分享合理的、深思熟虑的治疗策略。然而，每个实践者都有责任去评估书中实际临床环境中某些观点的适用性，我们支持任何在此领域的发展。我们强烈要求学生和实践者在需要使用新的和不熟悉的药物时参考适当的信息来源。

原著致谢

我们十分感激那些致力于完成 *APPLIED THERAPEUTICS*：*the Clinical Use of Drugs* 第 11 版的所有编者。我们感谢所有编者在平衡承担教育工作者、临床医师和研究人员众多责任的同时，不懈地提供最高质量的编写工作。我们感谢 26 位分册（篇）主编的出色工作，他们在本书的组织结构和章节的个性化编写中提供了必要的关键性的反馈意见，没有他们的奉献和支持，这个版本也是不可能出版的。另外，我们特别希望感谢那些已退休的主编们——Jean M. Nappi、Timothy J. Ives、Marcia L. Buck、Judith L. Beizer 和 Myrna Y. Munar，因为他们是第 11 版的指导力量。我们衷心感谢本书之前版本的编写团队，特别感谢 Brian K. Alldredge 博士和 B. Joseph Guglielmo 博士对第 11 版的指导和支持。我们还要感谢"Facts and Comparisons"允许我们使用他们的数据来构建本书的一些表格。

来自 Wolters Kluwer、Matt Hauber、Andrea Vosburgh 和 Annette Ferran 的团队应该得到特别的认可。他们非凡的耐心、对细节的关注和指导对于这个项目的成功至关重要。我们衷心感谢 Tara Slagle（项目管理）和 Samson Premkumar（制作）协助我们完成这个版本。最重要的是，我们要感谢我们的配偶和家人对我们的爱、理解和坚定的支持。他们无私地给予我们编写本书时所需要的一个个清晨、深夜、周末和假期。

与过去的版本一致，我们继续将我们的工作奉献给激励我们的学生以及教会了我们宝贵经验的患者。我们还将第 11 版献给那些临床医师和教育工作者，他们在应用基于团队的方法提供以患者为中心的监护服务方面发挥了先锋领袖和行为榜样作用。

Michael C. Angelini, PharmD, MA, BCPP
Associate Professor of Pharmacy Practice
School of Pharmacy–Boston
MCPHS University
Boston, Massachusetts

Judith L. Beizer, PharmD, CGP, FASCP
Clinical Professor
Department of Clinical Pharmacy Practice
College of Pharmacy & Allied Health Professions
St. John's University
Jamaica, New York

Marcia L. Buck, PharmD, FCCP, FPPAG
Professor
Department of Pediatrics
School of Medicine
Clinical Coordinator, Pediatrics
Department of Pharmacy
University of Virginia
Charlottesville, Virginia

Michael G. Carvalho, PharmD, BCPP
Assistant Dean of Interprofessional Education
Professor and Chair
Department of Pharmacy Practice
School of Pharmacy–Boston
MCPHS University
Boston, Massachusetts

Judy W. Cheng, PharmD, MPH, BCPS, FCCP
Professor of Pharmacy Practice
School of Pharmacy–Boston
MCPHS University
Boston, Massachusetts

R. Rebecca Couris, PhD, RPh
Professor of Nutrition Science and Pharmacy Practice
Department of Pharmacy Practice, School of Pharmacy–Boston
MCPHS University
Boston, Massachusetts

Steven Gabardi, PharmD, BCPS, FAST, FCCP
Abdominal Organ Transplant Clinical Specialist & Program Director
PGY-2 Organ Transplant Pharmacology Residency
Brigham and Women's Hospital
Departments of Transplant Surgery/Pharmacy/Renal Division
Assistant Professor of Medicine
Harvard Medical School
Boston, Massachusetts

Jennifer D. Goldman, BS, PharmD, CDE, BC-ADM, FCCP
Professor of Pharmacy Practice
School of Pharmacy–Boston
MCPHS University
Boston, Massachusetts

Christy S. Harris, PharmD, BCPS, BCOP
Associate Professor of Pharmacy Practice
School of Pharmacy–Boston
MCPHS University
Boston, Massachusetts

Timothy R. Hudd, PharmD, AE-C
Associate Professor of Pharmacy Practice
School of Pharmacy–Boston
MCPHS University
Boston, Massachusetts

Timothy J. Ives, PharmD, MPH, FCCP, BCPS
Professor
Eshelman School of Pharmacy
The University of North Carolina at Chapel Hill
Chapel Hill, North Carolina

Susan Jacobson, MS, EdD, RPh
Associate Professor of Pharmacy Practice
School of Pharmacy–Boston
MCPHS University
Boston, Massachusetts

Maria D. Kostka-Rokosz, PharmD
Assistant Dean of Academic Affairs
Professor of Pharmacy Practice
School of Pharmacy–Boston
MCPHS University
Boston, Massachusetts

Trisha LaPointe, PharmD, BCPS
Associate Professor of Pharmacy Practice
School of Pharmacy–Boston
MCPHS University
Boston, Massachusetts

Michele Matthews, PharmD, CPE, BCACP
Associate Professor of Pharmacy Practice
School of Pharmacy–Boston
MCPHS University
Boston, Massachusetts

分册主编

Susan L. Mayhew, PharmD, BCNSP, FASHP
Professor and Dean
Appalachian College of Pharmacy
Oakwood, Virginia

William W. McCloskey, BA, BS, PharmD
Professor and Vice-Chair
Department of Pharmacy Practice
School of Pharmacy–Boston
MCPHS University
Boston, Massachusetts

Myrna Y. Munar, PharmD
Associate Professor
Department of Pharmacy Practice
College of Pharmacy
Oregon State University
Oregon Health and Science University
Portland, Oregon

Jean M. Nappi, PharmD, FCCP, BCPS AQ-Cardiology
Professor
Clinical Pharmacy and Outcome Sciences
South Carolina College of Pharmacy
Medical University of South Carolina
Charleston, South Carolina

Kamala Nola, PharmD, MS
Professor and Vice-Chair
Department of Pharmacy Practice
Lipscomb University College of Pharmacy
Nashville, Tennessee

Dorothea C. Rudorf, PharmD, MS
Professor of Pharmacy Practice
School of Pharmacy–Boston
MCPHS University
Boston, Massachusetts

Carrie A. Sincak, PharmD, BCPS, FASHP
Assistant Dean for Clinical Affairs and Professor
Department of Pharmacy Practice
Midwestern University Chicago College of Pharmacy
Downers Grove, Illinois

Timothy E. Welty, PharmD, FCCP
Professor
Department of Pharmacy Practice
University of Kansas School of Pharmacy
Lawrence, Kansas

G. Christopher Wood, PharmD, FCCP, FCCM, BCPS
Associate Professor of Clinical Pharmacy
University of Tennessee Health Science Center
College of Pharmacy
Memphis, Tennessee

Kathy Zaiken, PharmD
Professor of Pharmacy Practice
School of Pharmacy–Boston
MCPHS University
Boston, Massachusetts

Caroline S. Zeind, PharmD
Associate Provost for Academic and International Affairs
Chief Academic Officer
Worcester, Massachusetts and Manchester, New Hampshire Campuses
Professor of Pharmacy Practice
Academic Affairs
MCPHS University
Boston, Massachusetts

Steven R. Abel, PharmD, FASHP
Professor of Pharmacy Practice
Associate Provost for Engagement
Purdue University
West Lafayette, Indiana

Jessica L. Adams, PharmD, BCPS, AAHIVP
Assistant Professor of Clinical Pharmacy
HIV and Infectious Diseases Specialist
Department of Pharmacy Practice and Pharmacy Administration
Philadelphia College of Pharmacy
University of the Sciences
Philadelphia, Pennsylvania

Brian K. Alldredge, PharmD
Professor and Vice Provost
University of California–San Francisco
San Francisco, California

Mary G. Amato, PharmD, MPH, BCPS
Professor of Pharmacy Practice
School of Pharmacy–Boston
MCPHS University
Boston, Massachusetts

Jaime E. Anderson, PharmD, BCOP
Oncology Clinical Pharmacy Specialist
MD Anderson Medical Center
University of Texas
Houston, Texas

Michael C. Angelini, PharmD, MA, BCPP
Associate Professor of Pharmacy Practice
School of Pharmacy–Boston
MCPHS University
Boston, Massachusetts

Albert T. Bach, PharmD
Assistant Professor of Pharmacy Practice
School of Pharmacy
Chapman University
Irvine, California

Jennifer H. Baggs, PharmD, BCPS, BCNSP
Clinical Assistant Professor
University of Arizona
Tucson, Arizona

David T. Bearden, PharmD
Clinical Professor and Chair
Department of Pharmacy Practice
Clinical Assistant Director

Department of Pharmacy Services
College of Pharmacy
Oregon State University
Oregon Health and Science University
Portland, Oregon

Sandra Benavides, PharmD, FCCP, FPPAG
Professor
Assistant Dean for Programmatic Assessment and Accreditation
Interim Chair
Department of Clinical and Administrative Sciences
Larkin Health Sciences Institute College of Pharmacy

Paul M. Beringer, PharmD, FASHP, FCCP
Associate Professor
Department of Clinical Pharmacy
University of Southern California
Los Angeles, California

Snehal H. Bhatt, PharmD, BCPS
Associate Professor of Pharmacy Practice
School of Pharmacy–Boston
MCPHS University
Clinical Pharmacist
Beth Israel Deaconess Medical Center
Boston, Massachusetts

Jeff F. Binkley, PharmD, BCNSP, FASHP
Administrative Director of Pharmacy
Maury Regional Medical Center and Affiliates
Columbia, Tennessee

Marlo Blazer, PharmD, BCOP
Assistant Director
Xcenda, an AmerisourceBergen Company
Columbus, Ohio

KarenBeth H. Bohan, PharmD, BCPS
Professor and Founding Chair
Department of Pharmacy Practice
School of Pharmacy and Pharmaceutical Sciences
Binghamton University
Binghamton, New York

Suzanne G. Bollmeier, PharmD, BCPS, AE-C
Professor of Pharmacy Practice
School of Pharmacy–Boston
St. Louis College of Pharmacy
St. Louis, Missouri

12

编者名单

Laura M. Borgelt, PharmD, BCPS
Associate Dean of Administration and Operations
Professor
Departments of Clinical Pharmacy and Family Medicine
University of Colorado Anschutz Medical Campus
Skaggs School of Pharmacy
Aurora, Colorado

Jolene R. Bostwick, PharmD, BCPS, BCPP
Clinical Associate Professor
Department of Clinical, Social, and Administrative Sciences
University of Michigan College of Pharmacy
Ann Arbor, Michigan

Nicole J. Brandt, PharmD, MBA, CGP, BCPP, FASCP
Executive Director
Peter Lamy Center on Drug Therapy and Aging
Professor
University of Maryland School of Pharmacy
Baltimore, Maryland

Marcia L. Buck, PharmD, FCCP, FPPAG
Professor
Department of Pediatrics
School of Medicine
Clinical Coordinator, Pediatrics
Department of Pharmacy
University of Virginia
Charlottesville, Virginia

Deanna Buehrle, PharmD
Infectious Diseases Clinical Specialist
University of Pittsburgh Medical Center Presbyterian
Pittsburgh, Pennsylvania

Sara K. Butler, PharmD, BCPS, BOCP
Clinical Pharmacy Specialist, Medical Oncology
Barnes-Jewish Hospital
Saint Louis, Missouri

Beth Buyea, MHS, PA-C
Assistant Professor
Tufts University, School of Medicine
Boston, Massachusetts

Charles F. Caley, PharmD, BCCP
Clinical Professor
School of Pharmacy
University of Connecticut
Storrs, Connecticut

Joseph Todd Carter, PharmD
Assistant Professor of Pharmacy Practice
Appalachian College of Pharmacy
Oakwood, Virginia
Primary Care Centers of Eastern Kentucky
Hazard, Kentucky

Michael G. Carvalho, PharmD, BCPP
Assistant Dean of Interprofessional Education
Professor and Chair
Department of Pharmacy Practice
School of Pharmacy–Boston
MCPHS University
Boston, Massachusetts

Jamie J. Cavanaugh, PharmD, CPP, BCPS
Assistant Professor of Clinical Education, Pharmacy
Assistant Professor of Medicine
University of North Carolina at Chapel Hill
Chapel Hill, North Carolina

Michelle L. Ceresia, PharmD, FACVP
Associate Professor of Pharmacy Practice
School of Pharmacy–Boston
MCPHS University
Boston, Massachusetts
Adjunct Associate Professor
Department of Clinical Sciences
Cummings Veterinary School of Medicine at Tufts University
North Grafton, Massachusetts

Laura Chadwick, PharmD
Clinical Specialist in Pharmacogenomics
Boston Children's Hospital
Boston, Massachusetts

Michelle L. Chan, PharmD, BCPS
Clinical Pharmacy Specialist
Infectious Diseases
Methodist Hospital of Southern California
Arcadia, California

Lin H. Chen, MD, FACP, FASTMH
Associate Professor of Medicine
Harvard Medical School
Boston, Massachusetts
Director of the Travel Medicine Center
Mount Auburn Hospital
Cambridge, Massachusetts

Steven W. Chen, PharmD, FASHP, FNAP
Associate Professor and Chair
Titus Family Department of Clinical Pharmacy
William A. Heeres and Josephine A. Heeres Endowed Chair in Community Pharmacy
University of Southern California School of Pharmacy
Los Angeles, California

Judy W. Cheng, PharmD, MPH, BCPS, FCCP
Professor of Pharmacy Practice
School of Pharmacy–Boston
MCPHS University
Boston, Massachusetts

Michael F. Chicella, PharmD, FPPAG
Pharmacy Clinical Manager
Children's Hospital of The King's Daughters
Norfolk, Virginia

Jennifer W. Chow, PharmD
Director of Professional Development and Education
Pediatric Pharmacy Advocacy Group
Memphis, Tennessee

Cary R. Chrisman, PharmD
Assistant Professor
Department of Clinical Pharmacy
University of Tennessee College of Pharmacy
Clinical Pharmacist, Department of Pharmacy
Methodist Medical Center
Memphis and Oak Ridge, Tennessee

Edith Claros, PhD, MSN, RN, APHN-BC
Assistant Dean and Associate Professor
School of Nursing
MCPHS University
Worcester, Massachusetts

John D. Cleary, PharmD, FCCP, BCPS
Director of Pharmacy
St. Dominic-Jackson Memorial Hospital
Schools of Medicine and Pharmacy
University of Mississippi Medical Center
Jackson, Mississippi

Michelle Condren, PharmD, BCPPS, AE-C, CDE, FPPAG
Professor and Department Chair
University of Oklahoma College of Pharmacy
University of Oklahoma School of Community Medicine
Tulsa, Oklahoma

Amanda H. Corbett, PharmD, BCPS, FCCP
Clinical Associate Professor
Eshelman School of Pharmacy and School of Medicine
Global Pharmacology Coordinator
Institute for Global Health and Infectious Diseases
University of North Carolina
Chapel Hill, North Carolina

Mackenzie L. Cottrell, PharmD, MS, BCPS, AAHIVP
Research Assistant Professor
UNC Eshelman School of Pharmacy
University of North Carolina at Chapel Hill
Chapel Hill, North Carolina

R. Rebecca Couris, PhD, RPh
Professor of Nutrition Science and Pharmacy Practice
Department of Pharmacy Practice, School of Pharmacy–Boston
MCPHS University
Boston, Massachusetts

Steven J. Crosby, MA, BSP, RPh, FASCP
Assistant Professor of Pharmacy Practice
School of Pharmacy–Boston
MCPHS University
Boston, Massachusetts

Jason Cross, PharmD
Associate Professor Pharmacy Practice
School of Pharmacy–Worcester/Manchester
MCPHS University
Worcester, Massachusetts

Sandeep Devabhakthuni, PharmD, BCPS–AQ Cardiology
Assistant Professor of Cardiology/Critical Care
University of Maryland School of Pharmacy
Baltimore, Maryland

Andrea S. Dickens, PharmD, BCOP
Clinical Pharmacy Specialist
MD Anderson Cancer Center
University of Texas
Houston, Texas

Lisa M. DiGrazia, PharmD, BCPS, BCOP
Director, Medical Affairs
Amneal Biosciences Bridgewater, New Jersey

Suzanne Dinsmore, BSP, PharmD, CGP
Assistant Professor of Pharmacy Practice
School of Pharmacy–Boston
MCPHS University
Boston, Massachusetts

Betty J. Dong, PharmD, FASHP, FAPHA, FCCP, AAHIVP
Professor of Clinical Pharmacy and Family and Community Medicine
Department of Clinical Pharmacy
Schools of Pharmacy and Medicine
University of California, San Francisco
San Francisco, California

Richard H. Drew, PharmD, MS, FCCP
Professor and Vice-Chair of Research and Scholarship
Campbell University College of Pharmacy and Health Sciences
Buies Creek, North Carolina
Associate Professor of Medicine (Infectious Diseases)
Duke University School of Medicine
Durham, North Carolina

Robert L. Dufresne, PhD, PhD, BCPS, BCPP
INBRE Behavioral Science Coordinator and Professor
College of Pharmacy
University of Rhode Island
Kingston, Rhode Island
Psychiatric Pharmacotherapy Specialist
PGY-2 Psychiatric Pharmacy Residency Program Director
Providence VA Medical Center
Providence, Rhode Island

Kaelen C. Dunican, PharmD
Professor of Pharmacy Practice
School of Pharmacy–Worcester/Manchester
MCPHS University
Worcester, Massachusetts

Brianne L. Dunn, PharmD
Associate Dean for Outcomes Assessment & Accreditation
Clinical Associate Professor
Department of Clinical Pharmacy and Outcomes Sciences
University of South Carolina College of Pharmacy
Columbia, South Carolina

Robert E. Dupuis, PharmD, FCCP
Clinical Professor of Pharmacy
Eshelman School of Pharmacy
University of North Carolina at Chapel Hill
Chapel Hill, North Carolina

Cheryl R. Durand, PharmD
Associate Professor of Pharmacy Practice
School of Pharmacy–Worcester/Manchester
MCPHS University
Manchester, New Hampshire

Megan J. Ehret, PharmD, MS, BCPP
Behavior Health Clinical Pharmacy Specialist
United States Department of Defense
Fort Belvoir Community Hospital
Fort Belvoir, Virginia

Carol Eliadi, EdD, JD, NP-BC
Professor and Dean of Nursing
MCPHS University
School of Nursing–Worcester, Massachusetts and Manchester,
    New Hampshire Campuses

Shareen Y. El-Ibiary, PharmD, FCCP, BCPS
Professor of Pharmacy Practice
Department of Pharmacy Practice
Midwestern University College of Pharmacy–Glendale
Glendale, Arizona

Katie Dillinger Ellis, PharmD
Clinical Specialist
Neonatal/Infant Intensive Care
Department of Pharmacy
The Children's Hospital of Philadelphia
Philadelphia, Pennsylvania

Justin C. Ellison, PharmD, BCPP
Clinical Pharmacy Specialist–Mental Health
Providence Veterans Affairs Medical Center
Providence, Rhode Island

Rachel Elsey, PharmD, BCOP
Clinical Pharmacist
Avera Cancer Institute
South Dakota State University
Sioux Falls, South Dakota

Gregory A. Eschenauer, PharmD, BCPS (AQ-ID)
Clinical Assistant Professor
University of Michigan
Ann Arbor, Michigan

John Fanikos, MBA, RPh
Executive Director of Pharmacy
Brigham and Women's Hospital
Adjunct Associate Professor of Pharmacy Practice
MCPHS University
Department of Pharmacy Practice, School of Pharmacy–Boston
Boston, Massachusetts

Elizabeth Farrington, PharmD, FCCP, FCCM, FPPAG, BCPS
Pharmacist III–Pediatrics
Department of Pharmacy
New Hanover Regional Medical Center
Wilmington, North Carolina

Erika Felix-Getzik, PharmD
Associate Professor of Pharmacy Practice
School of Pharmacy–Boston
MCPHS University
Boston, Massachusetts

Jonathan D. Ference, PharmD
Assistant Dean of Assessment and Alumni Affairs
Associate Professor of Pharmacy Practice
Director of Pharmacy Care Labs
Nesbitt School of Pharmacy
Wilkes University
Wilkes-Barre, Pennsylvania

Kimberly Ference, PharmD
Associate Professor
Department of Pharmacy Practice
Nesbitt College of Pharmacy and Nursing

Wilkes University
Wilkes-Barre, Pennsylvania

Victoria F. Ferraresi, PharmD, FASHP, FCSHP
Director of Pharmacy Services
Pathways Home Health and Hospice
Sunnyvale, California

Joseph W. Ferullo, PharmD
Associate Professor of Pharmacy Practice
School of Pharmacy–Boston
MCPHS University
Boston, Massachusetts

Christopher K. Finch, PharmD, BCPS, FCCM, FCCP
Director of Pharmacy
Methodist University Hospital
Associate Professor
College of Pharmacy
University of Tennessee
Memphis, Tennessee

Douglas N. Fish, PharmD, BCPS–AQ ID
Professor and Chair
Department of Clinical Pharmacy
Skaggs School of Pharmacy and Pharmaceutical Science
University of Colorado
Clinical Specialist in Critical Care/Infectious Diseases
University of Colorado Hospital
Aurora, Colorado

Jeffrey J. Fong, PharmD, BCPS
Associate Professor of Pharmacy Practice
School of Pharmacy–Worcester/Manchester
MCPHS University
Worcester, Massachusetts

Andrea S. Franks, PharmD, BCPS
Associate Professor, Clinical Pharmacy and Family Medicine
College of Pharmacy and Graduate School Medicine
University of Tennessee Health Science Center
Knoxville, Tennessee

Kristen N. Gardner, PharmD
Clinical Pharmacy Specialist–Behavioral Health
Highline Behavioral Clinic
Kaiser Permanente Colorado
Denver, Colorado

Virginia L. Ghafoor, PharmD
Pharmacy Specialist–Pain Management
University of Minnesota Medical Center
Minneapolis, Minnesota

Brooke Gildon, PharmD, BCPPS, BCPS, AE-C
Associate Professor of Pharmacy Practice
Southwestern Oklahoma State University College of Pharmacy
Weatherford, Oklahoma

Ashley Glode, PharmD, BCOP
Assistant Professor
Department of Clinical Pharmacy
Skaggs School of Pharmacy and Pharmaceutical Sciences
University of Colorado Anschutz Medical Campus
Aurora, Colorado

Jeffery A. Goad, PharmD, MPH, FAPhA, PCPhA, FCSHP
Professor and Chair
Department of Pharmacy Practice
School of Pharmacy
Chapman University
Irvine, California

Jennifer D. Goldman, BS, PharmD, CDE, BC-ADM, FCCP
Professor of Pharmacy Practice
School of Pharmacy–Boston
MCPHS University
Boston, Massachusetts

Joel Goldstein, MD
Assistant Clinical Professor
Harvard Medical School
Division of Child/Adolescent Psychology
Cambridge Health Alliance
Cambridge, Massachusetts

Luis S. Gonzalez, III, PharmD, BCPS
Manager
Clinical Pharmacy Services
PGY1 Pharmacy Residency Program Director
Conemaugh Memorial Medical Center
Johnstown, Pennsylvania

Larry Goodyer, PhD, MRPharmS, BCPS
Professor, School of Pharmacy
De Montfort University
Leicester, United Kingdom
Medical Director
Nomad Travel Stores and Clinic
Bishop's Stortford, United Kingdom

Mary-Kathleen Grams, PharmD, BCGP
Assistant Professor of Pharmacy Practice
School of Pharmacy–Boston
MCPHS University
Boston, Massachusetts

Philip Grgurich, PharmD, BCPS
Associate Professor of Pharmacy Practice
School of Pharmacy–Boston
MCPHS University
Boston, Massachusetts

B. Joseph Guglielmo, PharmD
Professor and Dean
School of Pharmacy
University of California, San Francisco
San Francisco, California

Karen M. Gunning, PharmD, BCPS, BCACP, FCCP
Professor (Clinical) and Interim Chair of Pharmacotherapy
Adjunct Professor of Family and Preventive Medicine
PGY2 Ambulatory Care Residency Director
Clinical Pharmacist–University of Utah Family Medicine Residency/
    Sugarhouse Clinic
University of Utah College of Pharmacy and School of Medicine
Salt Lake City, Utah

Mary A. Gutierrez, PharmD, BCPP
Professor of Pharmacy Practice
Chapman University School of Pharmacy
Irvine, California

Justinne Guyton, PharmD, BCACP
Associate Professor of Pharmacy Practice
Site Coordinator
PGY2 Ambulatory Care Residency Program
St. Louis College of Pharmacy
St. Louis, Missouri

Matthew Hafermann, PharmD, BCPS
Medical ICU/Cardiology Clinical Pharmacist
Harborview Medical Center
PGY1 Pharmacy Residency Coordinator
Medicine Clinical Instructor
University of Washington School of Pharmacy
Seattle, Washington

Jason S. Haney, PharmD, BCPS, BCCCP
Assistant Professor
Department of Clinical Pharmacy and Outcome Sciences
South Carolina College of Pharmacy
Medical University of South Carolina
Charleston, South Carolina

Christy S. Harris, PharmD, BCPS, BCOP
Associate Professor of Pharmacy Practice
School of Pharmacy–Boston
MCPHS University
Boston, Massachusetts

Mary F. Hebert, PharmD, FCCP
Professor
Department of Pharmacy
Adjunct Professor of Obstetrics and Gynecology
University of Washington
Seattle, Washington

Emily L. Heil, PharmD, BCPS-AQ ID
Assistant Professor
Infectious Diseases
University of Maryland School of Pharmacy
Baltimore, Maryland

Erika L. Hellenbart, PharmD, BCPS
Clinical Assistant Professor
University of Illinois at Chicago College of Pharmacy
Chicago, Illinois

David W. Henry, PharmD, MS, BCOP, FASHP
Associate Professor and Chair
Pharmacy Practice
University of Kansas School of Pharmacy
Lawrence, Kansas

Christopher M. Herndon, PharmD, BCPS, CPE
Associate Professor
Department of Pharmacy Practice
School of Pharmacy
Southern University Illinois Edwardsville
Edwardsville, Illinois

Richard N. Herrier, PharmD, FAPhA
Clinical Professor
Department of Pharmacy Practice and Science
College of Pharmacy
University of Arizona
Tucson, Arizona

Karl M. Hess, PharmD, CTH, FCPhA
Vice Chair of Clinical and Administrative Sciences
Associate Professor
Certificate Coordinator for Medication Therapy Outcomes
Keck Graduate Institute Claremont, California

Curtis D. Holt, PharmD
Clinical Professor
Department of Surgery
University of California, Los Angeles
Los Angeles, California

Evan R. Horton, PharmD
Associate Professor of Pharmacy Practice
School of Pharmacy–Worcester/Manchester
MCPHS University
Worcester, Massachusetts

Priscilla P. How, PharmD, BCPS
Assistant Professor
Director of PharmD Program
Department of Pharmacy
Faculty of Science
National University of Singapore
Principal Clinical Pharmacist
Department of Medicine
Division of Nephrology
National University Hospital
Singapore, Republic of Singapore

Molly E. Howard, PharmD, BCPS
Clinical Pharmacy Specialist
Central Alabama Veterans Health Care System
Montgomery, Alabama

Timothy R. Hudd, PharmD, AE-C
Associate Professor of Pharmacy Practice
School of Pharmacy–Boston
MCPHS University
Boston, Massachusetts

Bethany Ibach, PharmD, BCPPS
Assistant Professor of Pharmacy Practice
School of Pharmacy, Pediatrics Division
Texas Tech University Health Sciences Center
Abilene, Texas

Gail S. Itokazu, PharmD
Clinical Associate Professor
Department of Pharmacy Practice
University of Illinois, Chicago
Clinical Pharmacist
Division of Infectious Diseases
John H. Stroger Jr. Hospital of Cook County
Chicago, Illinois

Timothy J. Ives, PharmD, MPH, FCCP, CPP
Professor of Pharmacy
Adjunct Professor of Medicine
Eshelman School of Pharmacy
University of North Carolina at Chapel Hill
Chapel Hill, North Carolina

Nicole A. Kaiser, RPh, BCOP
Oncology Clinical Pharmacy Specialist
Children's Hospital Colorado
Aurora, Colorado

James S. Kalus, PharmD, FASHP
Director of Pharmacy
Henry Ford Health System
Henry Ford Hospital
Detroit, Michigan

Marina D. Kaymakcalan, PharmD
Clinical Pharmacy Specialist
Dana Farber Cancer Institute
Boston, Massachusetts

Michael B. Kays, PharmD, FCCP
Associate Professor
Department of Pharmacy Practice
Purdue University College of Pharmacy
West Lafayette and Indianapolis, Indiana

Jacob K. Kettle, PharmD, BCOP
Oncology Clinical Pharmacy Specialist
University of Missouri Health Care
Columbia, Missouri

Rory E. Kim, PharmD
Assistant Professor of Clinical Pharmacy
University of Southern California School of Pharmacy
Los Angeles, California

Lee A. Kral, PharmD, BCPS, CPE
Clinical Pharmacy Specialist, Pain Management
Department of Pharmaceutical Care
The University of Iowa Hospitals and Clinics
Iowa City, Iowa

Donna M. Kraus, PharmD, FAPhA, FPPAG, FCCP
Pediatric Clinical Pharmacist/Associate Professor of Pharmacy
  Practice
Departments of Pharmacy Practice and Pediatrics
Colleges of Pharmacy and Medicine
University of Illinois at Chicago
Chicago, Illinois

Susan A. Krikorian, MS, PharmD
Professor of Pharmacy Practice
School of Pharmacy–Boston
MCPHS University
Boston, Massachusetts

Andy Kurtzweil, PharmD, BCOP
Pharmacy Supervisor–Adult Hematology and Oncology/BMT
University of Minnesota Health
Minneapolis, Minnesota

Benjamin Laliberte, PharmD, BCPS
Clinical Pharmacy Specialist, Cardiology
Massachusetts General Hospital
Boston, Massachusetts

Jerika T. Lam, PharmD, AAHIVP
Assistant Professor of Pharmacy Practice
School of Pharmacy
Chapman University
Irvine, California

Trisha LaPointe, PharmD, BCPS
Associate Professor of Pharmacy Practice
School of Pharmacy–Boston

MCPHS University
Boston, Massachusetts

Alan H. Lau, PharmD
Professor
Director, International Clinical Pharmacy Education
College of Pharmacy
University of Illinois at Chicago
Chicago, Illinois

Elaine J. Law, PharmD, BCPS
Assistant Clinical Professor of Pharmacy Practice
Thomas J. Long School of Pharmacy and Health Sciences
University of the Pacific
Stockton, California

Kimberly Lenz, PharmD
Clinical Pharmacy Manager
Office of Clinical Affairs
University of Massachusetts Medical School
Quincy, Massachusetts

Russell E. Lewis, PharmD, FCCP
Associate Professor of Medicine, Infectious Diseases
Department of Medical and Surgical Services
Infectious Diseases Unit, Policlinico S. Orsola-Malpighi
University of Bologna
Bologna, Italy

Rachel C. Long, PharmD, BCPS
Clinical Staff Pharmacist
Carolinas HealthCare System
Charlotte, North Carolina

Ann M. Lynch, BSP, PharmD, AE-C
Professor of Pharmacy Practice
School of Pharmacy–Worcester/Manchester
MCPHS University
Worcester, Massachusetts

Matthew R. Machado, PharmD
Associate Professor of Pharmacy Practice
School of Pharmacy–Boston
MCPHS University
Boston, Massachusetts

Emily Mackler, PharmD, BCOP
Clinical Pharmacist and Project Manager
Michigan Oncology Quality Consortium
University of Michigan
Ann Arbor, Michigan

Daniel R. Malcolm, PharmD, BCPS, BCCCP
Associate Professor and Vice-Chair
Clinical and Administrative Services
Sullivan University College of Pharmacy
Louisville, Kentucky

Shannon F. Manzi, PharmD, NREMT, FPPAG
Director, Clinical Pharmacogenomics Service
Manager, Emergency and ICU Pharmacy Services
Boston Children's Hospital
Boston, Massachusetts

Joel C. Marrs, PharmD, FCCP, FASHP, FNLA, BCPS-AQ Cardiology, BCACP, CLS, ASH-CHC
Associate Professor
Department of Clinical Pharmacy
University of Colorado Anschutz Medical Campus
Skaggs School of Pharmacy and Pharmaceutical Sciences
Clinical Pharmacy Specialist
Department of Pharmacy
Denver Health and Hospital Authority
Aurora, Colorado

John Marshall, PharmD, BCPS, BCCCP, FCCM
Clinical Pharmacy Coordinator–Critical Care
Beth Israel Deaconess Medical Center
Boston, Massachusetts

Darius L. Mason, PharmD, BCPS, FACN
Clinical Pharmacist
Methodist South Hospital
Memphis, Tennessee

Susan L. Mayhew, PharmD, BCNSP, FASHP
Professor and Dean
Appalachian College of Pharmacy
Oakwood, Virginia

James W. McAuley, RPh, PhD, FAPhA
Associate Dean for Academic Affairs and Professor
Departments of Pharmacy Practice and Neurology
The Ohio State University College of Pharmacy
Columbus, Ohio

Sarah E. McBane, PharmD, CDE, BCPS, FCCP, FCPhA, APh
Professor and Chair
Department of Pharmacy Practice
West Coast University
Los Angeles, California

William W. McCloskey, BA, BS, PharmD
Professor of Pharmacy Practice
School of Pharmacy–Boston
MCPHS University
Boston, Massachusetts

Chephra McKee, PharmD
Assistant Professor of Pharmacy Practice
School of Pharmacy
Pediatrics Division
Texas Tech University Health Sciences Center
Abilene, Texas

Molly G. Minze, PharmD, BCACP
Associate Professor of Pharmacy Practice
Ambulatory Care Division
School of Pharmacy
Texas Tech University Health Sciences Center
Abilene, Texas

Amee D. Mistry, PharmD
Associate Professor Pharmacy Practice
School of Pharmacy–Boston
MCPHS University
Boston, Massachusetts

Katherine G. Moore, PharmD, BCPS, BCACP
Executive Director of Experiential Education
Associate Professor of Pharmacy Practice
Presbyterian College School of Pharmacy
Clinton, South Carolina

Jill A. Morgan, PharmD, BCPS, BCPPS
Associate Professor and Chair
Department of Pharmacy Practice and Science
University of Maryland School of Pharmacy
Baltimore, Maryland

Anna K. Morin, PharmD
Professor of Pharmacy Practice and Dean
School of Pharmacy–Worcester/Manchester
MCPHS University
Worcester, Massachusetts

Pamela B. Morris, MD, FACC, FAHA, FASPC, FNLA
Director, Seinsheimer Cardiovascular Health Program
Co-Director, Women's Heart Care
Medical University of South Carolina
Charleston, South Carolina

Oussayma Moukhachen, PharmD, BCPS
Assistant Professor Pharmacy Practice
School of Pharmacy–Boston
MCPHS University
Boston, Massachusetts
Clinical Care Specialist
Mount Auburn Hospital
Cambridge, Massachusetts

Kelly A. Mullican, PharmD
Primary Care Clinical Pharmacy Specialist
Kaiser Permanente–Mid-Atlantic States
Washington, District of Columbia

Myrna Y. Munar, PharmD
Associate Professor of Pharmacy
College of Pharmacy
Oregon State University
Oregon Health and Science University
Portland, Oregon

Yulia A. Murray, PharmD, BCPS
Assistant Professor of Pharmacy Practice
School of Pharmacy–Boston
MCPHS University
Boston, Massachusetts

Milap C. Nahata, MS, PharmD, FCCP, FAPhA, FASHP
Director, Institute of Therapeutic Innovations and Outcomes
Professor Emeritus of Pharmacy, Pediatrics, and Internal Medicine
Colleges of Pharmacy and Medicine
The Ohio State University
Columbus, Ohio

Richard S. Nicholas, PharmD, ND, CDE, BCPS, BCACP
Assistant Professor of Pharmacy Practice
Appalachian College of Pharmacy
Oakwood, Virginia

Stefanie C. Nigro, PharmD, BCACP, BC-ADM
Assistant Professor of Pharmacy Practice
School of Pharmacy–Boston
MCPHS University
Boston, Massachusetts

Cindy L. O'Bryant, PharmD, BCOP, FCCP, FHOPA
Professor
Department of Clinical Pharmacy
Skaggs School of Pharmacy and Pharmaceutical Sciences
Clinical Pharmacy Specialist in Oncology
University of Colorado Cancer Center
Aurora, Colorado

Kirsten H. Ohler, PharmD, BCPS, BCPPS
Clinical Assistant Professor of Pharmacy Practice
College of Pharmacy
University of Illinois at Chicago
Clinical Pharmacy Specialist–Neonatal ICU
University of Illinois at Chicago Hospital and Health Sciences System
Chicago, Illinois

Julie L. Olenak, PharmD
Assistant Dean of Student Affairs
Associate Professor
Department of Pharmacy Practice
Nesbitt College of Pharmacy and Nursing
Wilkes University
Wilkes-Barre, Pennsylvania

Jacqueline L. Olin, MS, PharmD, BCPS, CDE, FASHP, FCCP
Professor of Pharmacy
School of Pharmacy
Wingate University
Wingate, North Carolina

Neeta Bahal O'Mara, PharmD, BCPS
Clinical Pharmacist
Dialysis Clinic, Inc.
North Brunswick, New Jersey

Robert L. Page, II, PharmD, MSPH, FHFSA, FCCP, FASHP, FASCP, CGP, BCPS (AQ-Cards)
Professor
Departments of Clinical Pharmacy and Physical Medicine
School of Pharmacy and Pharmaceutical Sciences
University of Colorado
Aurora, Colorado

Louise Parent-Stevens, PharmD, BCPS
Assistant Director of Introductory Pharmacy Practice Experiences
Clinical Assistant Professor
Department of Pharmacy Practice
University of Illinois at Chicago College of Pharmacy
Chicago, Illinois

Dhiren K. Patel, PharmD, CDE, BC-ADM, BCACP
Associate Professor of Pharmacy Practice
School of Pharmacy–Boston
MCPHS University
Boston, Massachusetts

Katherine Tipton Patel, PharmD, BCOP
Clinical Pharmacy Specialist
The University of Texas
MD Anderson Cancer Center
Houston, Texas

Jennifer T. Pham, PharmD, BCPS, BCPPS
Clinical Assistant Professor, Department of Pharmacy Practice
University of Illinois at Chicago College of Pharmacy
Clinical Pharmacy Specialist, Neonatal Clinical Pharmacist
University of Illinois Hospital and Health Sciences System
Chicago, Illinois

Jonathan D. Picker, MBChB, PhD
Assistant Professor
Harvard Medical School
Clinical Geneticist
Boston Children's Hospital
Boston, Massachusetts

Brian A. Potoski, PharmD, BCPS
Associate Professor
Departments of Pharmacy and Therapeutics
University of Pittsburgh School of Pharmacy
Associate Director, Antibiotic Management Program
University of Pittsburgh Medical Center
Presbyterian University Hospital
Pittsburgh, Pennsylvania

David J. Quan, PharmD, BCPS
Health Sciences Clinical Professor of Pharmacy
Department of Clinical Pharmacy
School of Pharmacy
University of California, San Francisco
Pharmacist Specialist–Solid Organ Transplant
University of California, San Francisco Medical Center
San Francisco, California

Erin C. Raney, PharmD, BCPS, BC-ADM
Professor of Pharmacy Practice
Midwestern University College of Pharmacy–Glendale
Glendale, Arizona

Valerie Relias, PharmD, BCOP
Clinical Pharmacy Specialist
Division of Hematology/Oncology
Tufts Medical Center
Boston, Massachusetts

Lee A. Robinson, MD
Instructor
Department of Psychiatry
Harvard Medical School
Boston, Massachusetts
Associate Training Director
Child and Adolescent Psychiatry Fellowship
Primary Care Mental Health Integrated Psychiatrist
Cambridge Health Alliance
Cambridge, Massachusetts

Charmaine Rochester-Eyeguokan, PharmD, BCPS, BCACP, CDE
Associate Professor of Pharmacy Practice and Science
University of Maryland School of Pharmacy
Baltimore, Maryland

Carol J. Rollins, PharmD, MS, RD, CNSC, BCNSP
Clinical Associate Professor
Department of Pharmacy Practice and Science
College of Pharmacy
The University of Arizona
Tucson, Arizona

Melody Ryan, PharmD, MPH, GCP, BCPS
Professor
Department of Pharmacy Practice and Science
College of Pharmacy
University of Kentucky
Lexington, Kentucky

David Schnee, PharmD, BCACP
Associate Professor of Pharmacy Practice
School of Pharmacy–Boston
MCPHS University
Boston, Massachusetts

Eric F. Schneider, BS Pharm, PharmD
Assistant Dean for Academics
Professor
School of Pharmacy
Wingate University
Wingate, North Carolina

Sheila Seed, PharmD, MPH
Professor of Pharmacy Practice
School of Pharmacy–Worcester/Manchester
MCPHS University
Worcester, Massachusetts

Timothy H. Self, PharmD
Professor of Clinical Pharmacy
College of Pharmacy
University of Tennessee Health Science Center
Memphis, Tennessee

Amy Hatfield Seung, PharmD, BCOP
Senior Director of Clinical Development
Physician Resource Management/Caret
Cary, North Carolina

Nancy L. Shapiro, PharmD, FCCP, BCPS
Operations Coordinator
University of Illinois Hospital and Health Sciences System
Clinical Associate Professor of Pharmacy Practice
Director, PGY2 Ambulatory Care Residency
College of Pharmacy
University of Illinois at Chicago
Chicago, Illinois

Iris Sheinhait, PharmD, MA, RPh
Certified Poison Information Specialist
Adjunct Assistant Professor
Regional Center for Poison Control Serving Massachusetts and Rhode
  Island
Boston Children's Hospital and MCPHS University
Boston, Massachusetts

Greene Shepherd, PharmD, DABAT
Clinical Professor and Vice-Chair
Division of Practice Advancement and Clinical Education
Director of Professional Education, Asheville Campus
Eshelman School of Pharmacy
University of North Carolina at Chapel Hill
Asheville, North Carolina

Devon A. Sherwood, PharmD, BCPP
Assistant Professor
Psychopharmacology
College of Pharmacy
University of New England
Portland, Maine

Richard J. Silvia, PharmD, BCCP
Associate Professor of Pharmacy Practice
School of Pharmacy–Boston
MCPHS University
Boston, Massachusetts

Carrie A. Sincak, PharmD, BCPS, FASHP
Assistant Dean for Clinical Affairs and Professor
Department of Pharmacy Practice
Midwestern University Chicago College of Pharmacy
Downers Grove, Illinois

Harleen Singh, PharmD, BCPS-AQ Cardiology, BCACP
Clinical Associate Professor of Pharmacy Practice
Oregon State University
Oregon Health and Science University
Portland, Oregon

Jessica C. Song, MA, PharmD
Clinical Pharmacy Supervisor
PGY1 Pharmacy Residency Coordinator
Department of Pharmacy Services
Santa Clara Valley Medical Center
San Jose, California

Suellyn J. Sorensen, PharmD, BCPS, FASHP
Director
Clinical Pharmacy Services
St. Vincent Indianapolis
Indianapolis, Indiana

Linda M. Spooner, PharmD, BCPS (AQ-ID), FASHP
Professor of Pharmacy Practice
School of Pharmacy–Worcester/Manchester
MCPHS University
Clinical Pharmacy Specialist in Infectious Diseases
Saint Vincent Hospital
Worcester, Massachusetts

Karyn M. Sullivan, PharmD, MPH
Professor of Pharmacy Practice
School of Pharmacy–Worcester/Manchester
MCPHS University
Worcester, Massachusetts

David J. Taber, PharmD, MS, BCPS
Associate Professor
Division of Transplant Surgery
College of Medicine
Medical University of South Carolina
Charleston, South Carolina

Candace Tan, PharmD, BCACP
Clinical Pharmacist
Kaiser Permanente
Los Angeles, California

Yasar O. Tasnif, PharmD, BCPS, FAST
Associate Professor
Cooperative Pharmacy Program
University of Texas at Austin and University of Texas, Rio Grande Valley
Clinical Pharmacist Specialist
Doctor's Hospital at Renaissance–Renaissance Transplant Institute
Edinburg, Texas

Daniel J. G. Thirion, BPharm, MSc, PharmD, FCSHP
Professeur Titulaire de Clinique
Faculté de Pharmacie
Université de Montréal
Pharmacien
Centre Universitaire de Santé McGill
Montréal, Québec, Canada

Angela M. Thompson, PharmD, BCPS
Assistant Professor
Department of Clinical Pharmacy
Skaggs School of Pharmacy and Pharmaceutical Sciences
University of Colorado
Aurora, Colorado

Lisa A. Thompson, PharmD, BCOP
Clinical Pharmacy Specialist in Oncology
Kaiser Permanente Colorado
Lafayette, Colorado

Toyin Tofade, MS, PharmD, BCPS, CPCC
Dean and Professor
Howard University College of Pharmacy
Washington, District of Columbia

Tran H. Tran, PharmD, BCPS
Associate Professor
Midwestern University, Chicago College of Pharmacy
Downers Grove, Illinois

Dominick P. Trombetta, PharmD, BCPS, CGP, FASCP
Associate Professor
Department of Pharmacy Practice
Nesbitt School of Pharmacy
Wilkes University
Wilkes-Barre, Pennsylvania

Toby C. Trujillo, PharmD, FCCP, FAHAH, BCPS-AQ Cardiology
Associate Professor
Department of Clinical Pharmacy
Skaggs School of Pharmacy and Pharmaceutical Sciences
University of Colorado
Aurora, Colorado

Sheila K. Wang, PharmD, BCPS (AQ–ID)
Associate Professor of Pharmacy Practice
Chicago College of Pharmacy
Midwestern University
Downers Grove, Illinois
Clinical Pharmacist, Infectious Disease
Program Director, Rush University Medical Center
Chicago, Illinois

Brian Watson, PharmD, BCPS
Pharmacist
University of Maryland Medical System
St. Joseph's Medical Center
Baltimore, Maryland

Kristin Watson, PharmD, BCPS-AQ Cardiology
Associate Professor, Vice-Chair of Clinical Services
University of Maryland School of Pharmacy
Baltimore, Maryland

Lynn Weber, PharmD, BCOP
Clinical Pharmacy Specialist, Oncology/Hematology
Pharmacy Residency Coordinator and PGY-1 Residency Director
Hennepin County Medical Center
Minneapolis, Minnesota

Kellie Jones Weddle, PharmD, BCOP, FCCP, FHOPA
Clinical Professor of Pharmacy Practice
College of Pharmacy
Purdue University
Indianapolis, Indiana

C. Michael White, PharmD, FCP, FCCP
Professor and Head
Department of Pharmacy Practice
School of Pharmacy
University of Connecticut
Storrs, Connecticut

Natalie Whitmire, PharmD, BCPS, BCGP
Pharmacist Specialist
University of California, San Diego Health

Barbara S. Wiggins, PharmD, BCPS, CLS, AACC, FAHA, FCCP, FNLA
Clinical Pharmacy Specialist–Cardiology
Medical University of South Carolina
Charleston, South Carolina

Kristine C. Willett, PharmD, FASHP
Associate Professor of Pharmacy Practice
School of Pharmacy–Worcester/Manchester
MCPHS University
Manchester, New Hampshire

Bradley R. Williams, PharmD, CGP
Professor of Clinical Pharmacy and Clinical Gerontology
School of Pharmacy
University of Southern California
Los Angeles, California

Casey B. Williams, PharmD, BCOP, FHOPA
Director, Center for Precision Oncology
Director, Department of Molecular and Experimental Medicine
Avera Cancer Institute
Sioux Falls, South Dakota

Dennis M. Williams, PharmD, BCPS, AE-C
Associate Professor and Vice-Chair for Professional Education and
   Practice
Division of Pharmacotherapy and Experimental Therapeutics
Eshelman School of Pharmacy
University of North Carolina at Chapel Hill
Chapel Hill, North Carolina

Katie A. Won, PharmD, BCOP
Clinical Pharmacist
Hennepin County Medical Center
Minneapolis, Minnesota

Annie Wong-Beringer, PharmD, FIDSA
Professor of Pharmacy
School of Pharmacy
University of Southern California
Los Angeles, California

Dinesh Yogaratnam, PharmD, BCPS, BCCCP
Assistant Professor of Pharmacy Practice
School of Pharmacy–Worcester/Manchester
MCPHS University
Worcester, Massachusetts

Kathy Zaiken, PharmD
Professor of Pharmacy Practice
School of Pharmacy–Boston
MCPHS University
Boston, Massachusetts

Caroline S. Zeind, PharmD
Associate Provost for Academic and International Affairs
Chief Academic Officer
Worcester, Massachusetts and Manchester, New Hampshire,
   Campuses
Professor of Pharmacy Practice
MCPHS University
Boston, Massachusetts

Sara Zhou, PharmD
Certified Poison Information Specialist
Adjunct Assistant Professor
Regional Center for Poison Control Serving Massachusetts and Rhode
   Island
Boston Children's Hospital and MCPHS University
Boston, Massachusetts

Kristin M. Zimmerman, PharmD, CGP, BCACP
Associate Professor
Department of Pharmacotherapy & Outcomes Science
Virginia Commonwealth University
Richmond, Virginia

目　　录

第七篇　营养支持

R. Rebecca Couris and Susan L. Mayhew

35 第35章 营养学基础和患者评估

Jeff F. Binkley

核心原则	章节案例
1 在特殊营养支持开始之前,需要对患者做全面的营养评估。评估内容涵盖:营养史和体重史、体格检查、人体测量和生化检查,以及营养不良风险。	案例 35-1(问题 1)
2 患者营养状态评估可以使用能较好预测预后的主观全面评定法(subjective global assessment,SGA),该方法与其他主观和客观营养测定方法的相关性好。	案例 35-1(问题 1)
3 对于靠进食无法满足每日营养需求的患者需要考虑使用特殊营养支持,如肠外或肠内营养。	案例 35-1(问题 2)
4 蛋白质和热量的目标量要根据患者的疾病状态和体重决定。	案例 35-1(问题 3)
5 营养支持方案要根据患者的营养需求、机体对治疗的反应和耐受性来制定。炎性肠病患者特别容易发生维生素和其他微量营养素缺乏,需要额外补充。	案例 35-1(问题 4)
6 患者液体需求量由以下因素决定:(a)纠正液体失衡;(b)维持液体需求量;(c)补充不断丢失的液体。	案例 35-1(问题 5)
7 营养支持治疗开始后,可以通过恰当的营养评估来实现营养支持方案的持续成功。调整治疗方案时需要考量的参数有患者体重变化情况、氮平衡和前白蛋白水平。	案例 35-1(问题 6)
8 所有患者都应当避免过度喂养,因此应当采用渐进的、保守的方法来启动营养支持,以预防潜在的代谢异常的发生。	案例 35-1(问题 7)

对充足而合理的营养的重要性的认识,对于维持理想健康状态而言至关重要。机体在营养和能量供需失衡时就会出现营养障碍。多年的研究和临床实践为医师提供了多种营养筛查工具、评估方法和相关指南来延缓或者预防患者因为营养异常而引发的严重后遗症[1]。尽管营养学取得了许多进展,但是在发展中国家,尤其在这些国家的幼童中,营养不良仍然有很高的发病率和死亡率。

营养学基础

充足的能量和必需营养素的供应对维持人体结构和生化功能完整有极其重要的作用。日常食物中,能量由宏量营养素提供,如碳水化合物、蛋白质和脂类。必需营养素不提供任何热量,但给人体提供水、电解质、维生素和矿物质。

宏量营养素

人类需要通过消耗食物来维持生命。细胞的独特结构和功能使人类能将日常食物中的化学自由能转化为具有高能量和生物活性的化合物。这种通过细胞呼吸作用把食物能量转化成可利用的自由能量的过程极其低效。有关食物能量在人体分布的深入研究结果显示,大约50%的能量以热量的形式丢失,45%转化为三磷酸腺苷,剩余5%的能量因热动力原因转化为热量。最终,所有从食物中获取的能量都以外功和热量的形式消耗殆尽。

营养学中用"卡路里"(calorie)来表示人体从食物中获取的能量。1卡路里指使1g水升高1℃所需要的热量。但从食物角度来看，这个单位太小了。1食物卡路里(通常用首字母大写的Calorie来表示，但这种约定俗成并没有严格执行)等同于1 000 calorie或者1 kilocalorie(kcal)。1食物卡路里也等于4.184千焦[2]。在讨论食物所含能量的时候，1千卡被误认为是1卡的情况并不少见。在与同行、患者和公众的交流中，临床医师要认识到这种概念混淆的存在。患者和公众可能没有意识到这种微妙的差别，在阅读营养标签时看到的是卡而在教科书、科学论文、病史和网络上看到的是千卡的时候会感到困惑。

碳水化合物

碳水化合物，又称为糖类，是由氢、氧、碳组成的有机化合物，主要分成单糖、双糖、寡糖和多糖四大类。营养学家通常把碳水化合物分为简单糖类(单糖和双糖)和复杂糖类(寡糖和多糖)，然而对于这些分类，目前没有明确的界定。碳水化合物除了为机体提供能量以外，还是复杂基因分子的结构成分和组成人体组织结构的重要成分。

单糖(如葡萄糖)是最简单的碳水化合物，不能再水解成更小的糖分子，是热量的主要来源。葡萄糖是最常用、最容易获得的卡路里来源。在营养学中，单糖和双糖通常被称为糖，可以从糖果和甜点中获得。天然来源的单糖包含在水果和蔬菜中，这些化合物也存在于市面上销售的人造产品中，如高果糖谷物糖浆。后者是加工食品中蔗糖的常用替代品，这些加工食品中果糖含量比葡萄糖要高。

寡糖是短链的单糖，通常由3~10个经糖苷键连接的单糖组成。这些分子作为细胞识别的化学标记物，与蛋白和脂类的功能有关，例如它们在血型分类中起重要作用。聚合碳水化合物结构称为多糖，其功能包括：储备能量，如动物体内的糖原和植物中的淀粉；作为结构成分，如植物中的纤维素。人体摄入的食物中的多糖必须分解成相应的单糖才能被吸收[3]。

膳食中的碳水化合物，大约60%是以淀粉为主的多糖，其余为30%的双糖蔗糖和10%的乳糖。每1克碳水化合物可提供4千卡的热量。尽管膳食中含多少碳水化合物可以满足维持机体健康的需求尚无定论，但是目前认为，混合能量饮食中，碳水化合物占每天摄入总热量的45%~65%是比较适宜的范围[4]。

蛋白质

多肽是直链氨基酸，可以通过单独或共同扭曲、折叠成三维球状或者纤维状结构形成生物化学复合物，即蛋白质。蛋白质对所有生命机体都至关重要，同时还参与很多生理过程。许多蛋白质具有酶的功能，成为人体生化反应的催化剂，并且在代谢中发挥重要作用。此外，蛋白质在结构和功能上亦有作用，例如肌动蛋白和肌球蛋白是高等动物机体最大的蛋白质来源。有些蛋白质通过调整血液黏度和渗透压来稳定血液，而有些蛋白质参与细胞信号传导和免疫应答。

蛋白质是人体内仅次于脂肪组织的第二大能量储备库[5]。由于蛋白质含有氮，使其与其他两种主要食物中的能量来源有所不同，然而，在机体糖原耗尽时，蛋白质来源的氨基酸残基可通过糖异生作用转化为葡萄糖，从而保证机体葡萄糖的持续供应。与碳水化合物相仿，每1克蛋白质能提供4千卡的热量。当人体蛋白质丢失大于30%时，会出现肌力减弱，影响呼吸功能，并抑制免疫系统，这些都将导致器官功能障碍和死亡。值得注意的是，机体对蛋白质和能量的需求是密切相关的。在感染和外伤情况下，机体代谢率增加，体内蛋白质迅速氧化成氨基酸，并进一步调动供能。大多数情况下，患者的外伤是轻微的，机体具有自限性。然而，当患者存在慢性疾病或者由于复杂因素导致长期处于高代谢状态时，会导致体内氮的严重流失。

脂质

脂质是包括了从疏水的甘油三酯和固醇酯到亲水的磷脂和心磷脂，以及食物中的胆固醇和植物固醇在内的一大批分子种类的总称。脂质的生理功能包括储备能量，构成细胞膜的结构成分，作为信使参与重要的细胞信号转导。

在营养学中，把室温下为液态的脂肪称为油，固态的脂肪称为脂肪。虽然脂质经常被等同于脂肪，但事实上脂肪，有时也被认为是甘油三酯，它只是脂质中的一种。甘油三酯是由甘油和3个脂肪酸分子通过化学合成的物质。这些脂肪酸通常是含有4~26个偶数个碳原子的无支链碳氢化合物。脂肪组织由不同长度的脂肪酸构成。

不饱和脂肪酸是指脂肪酸链中至少含有一个双键，因此，饱和脂肪酸是指脂肪酸链中不含双键。与等当量的饱和脂肪酸相比，不饱和脂肪酸经细胞氧化代谢后产生的能量少。加工食品的生产商倾向于使用饱和脂肪酸，因为它们不易酸败(脂质过氧化作用)，且在常温下能保持固体状态。含有不饱和脂肪酸的食物有：牛油果、坚果和植物油，如菜籽油和橄榄油。肉制品中同时含有饱和脂肪酸和不饱和脂肪酸。

每1克脂肪可产生9千卡的热量，是碳水化合物和蛋白质的2倍。人体平均每天大约有35%~40%的能量由脂质提供。高脂饮食更加有利于体重的快速增加，这对营养不良和低体重个体是有利的，而对试图减重的个体是不利的[6]。目前，甘油三酯占人类食用油脂的比重最大。尽管人体本身有合成脂质的生物学途径，但有2种必需脂质，即亚油酸和α-亚麻酸，必须要从食物中摄取，以避免必需脂肪酸的缺乏。

必需营养素——水

水几乎在生命所需的每一个生物学功能中都扮演着重要角色。一个体液和电解质正常的成年男性，体内总的含水量大约占净体重的50%~60%[7]。婴儿和儿童的含水量更高，但随着年龄增长含水量会逐渐下降。对于体脂含量较高的个体，如女性和肥胖患者，体重相同时，含水量较低。

人体中的液体可分为细胞内液和细胞外液。由于细胞内液是代谢活动的主要场所，机体通过内稳态调节机制使细胞内液处于合适的离子环境之中。细胞外液的主要功能是连通细胞和器官。细胞外液中大量的离子改变有时不会对人体功能造成明显的具有临床意义的影响。细胞外环境还可以分成三部分：组织间隙容量、血浆容量和透细胞液容量。组织间隙液在细胞间流动，让整个细胞表面都能参与物质交换。血浆是体内快速转运的通道。透细胞液在细胞外液中所占比重最少，是体液的一部分，分布在上皮细胞间隙中，它包括消化液、脑脊液、眼部的分泌液及浆膜表面的润滑液。

机体的基础需水量取决于个体显性（尿）和不显性失水的量。尿液的渗透压和其中溶解的体内排泄物的总量决定了尿液中水的含量。发热会导致脱水加速，这是由于发热时机体的基础代谢率增加以及呼出气体的蒸气压和出汗增加所导致的呼吸道和皮肤失水量增加所致。除了发热和出汗以外，经由皮肤的失水量相对比较固定，但是经由尿液排出的失水量差异很大。

必需营养素——微量营养素

电解质

细胞内环境和细胞外环境之间存在着微妙、复杂的电解质平衡。由于电解质浓度梯度能调节水合作用和 pH，并最终影响神经和肌肉功能，因此，精确维持电解质浓度梯度至关重要。钠、氯和碳酸氢盐是细胞外液的主要成分，钾、镁、磷酸盐和蛋白质则是细胞内液的主要成分。

水可以自由进出细胞膜，但细胞膜本身仅对溶质选择性渗透。由于渗透活性物质不能透过细胞膜，因此，这些物质能形成一定的渗透压，这将导致不同液体间隔之间水的分布有所差异。

维持电解质平衡通常取决于口服摄入含电解质的物质种类。食物，如果汁、运动饮料、牛奶和许多蔬菜水果都富含电解质。在口服补液治疗中，运动、过度饮酒、出汗、腹泻、呕吐、醉酒或饥饿所引起的脱水可通过口服含有钠盐和钾盐的电解质饮料来补充机体的水和电解质。抗利尿激素、醛固酮和甲状旁腺素等激素可一过性调节体内电解质水平，并通过调节肾功能来清除多余的离子。

维生素

维生素是维持生命的必需营养素，人体不能通过体内生物合成提供足量的维生素。维生素的生化功能多种多样。有些维生素用于辅助调节电解质代谢，而有些维生素参与调控细胞的增殖和分化。大部分维生素作为辅助因子与酶结合在一起能增强酶的催化活性。

根据生物和化学活性，维生素可分为水溶性维生素和脂溶性维生素。人体有 4 种脂溶性维生素（A、D、E 和 K）和 9 种水溶性维生素（8 种 B 族维生素和维生素 C）。水溶性维生素能被人体迅速利用，过量的维生素也能由尿液迅速排除体外。机体对脂溶性维生素的吸收与对脂质的吸收是紧密相伴的。脂溶性维生素更容易导致中毒和维生素过多症。调控囊性纤维变性患者的脂溶性维生素具有重要意义。

人体可通过食物和营养补充剂获取维生素。人体只能合成 3 种非食物来源的维生素：维生素 D、K 和 H（B 族维生

素，生物素）。处于代谢应激状态下的危重症患者对维生素的需求量会陡增。许多疾病状态，包括炎性肠病、肝肾疾病、短肠综合征、癌症、获得性免疫缺陷综合征相关的体质消耗，都会造成维生素需求量的增加。对于这些患者，可以静脉输注配方中含有水溶性和脂溶性维生素的胃肠外复合维生素。

微量元素

食物中矿物质的适量摄入对维持机体健康状态非常重要。这些食物中的矿物质被称为微量元素或超微量元素。铁、锌、铜、锰和氟都属于微量元素。成年人对这些矿物质的日需求量在 1~100mg 之间。超微量元素或者食物中日需求量小于 1mg 的矿物质包括砷、硼、铬、碘、硒、硅、镍和钒。

一般推荐通过食用富含所需矿物质的食物来满足人体对微量营养素的需求。许多微量元素在食物中本身就含有，但有些微量元素需要添加进食物中来预防营养缺乏，例如加碘的食盐可以预防甲状腺功能减退和甲状腺肿大。如果饮食摄入的微量元素不能满足人体每日所需，或者由于病理和损伤造成的慢性或者急性微量元素不足，膳食中额外补充微量元素不失为一个合适的选择。额外补充的配方可以包含多种微量元素，复合维生素或者一种微量元素。

营养不良

任何营养状态的破坏都可能导致营养不良的发生，这包括喂养过度、喂养不足或者营养素代谢障碍所致的多种疾病。临床上常用的营养不良的定义是：膳食摄入变化导致亚细胞、细胞或者器官功能改变，使机体的并发症和死亡风险增加，但可以通过合适的营养干预进行逆转的一种状态[8]。在住院患者当中，营养不良的发生率高达 30%~50%[9,10]。在这些住院患者中，由于营养摄入普遍不足，营养储备耗竭或者同时伴发损伤和应激（如外伤、感染、大手术），急性营养不良发生的风险更高。急性应激和损伤情况下，机体需要更多的能量来修复组织。当处于应激状态的患者不能获得外源性能量时，骨骼肌会分解释放氨基酸，并进一步转化为葡萄糖为机体供能。在应激事件发生后，即使是营养状态良好的患者也会很快具有这类医源性营养不良的风险。通常情况下，随着疾病或损伤的改善以及正常营养素摄入的恢复，急性营养不良也相应会得到纠正。

与应激所致的营养不良产生鲜明对比的是，长期处于饥饿或者半饥饿状态的患者能逐渐适应营养素的摄入不足。这种情况下，患者内源性脂肪储备用于供能，继而是慢性的肌肉蛋白质的丢失。尽管如此，机体的能量和蛋白质储备不是无限的。体重正常的个体会在饥饿状态持续 60~70 天左右死亡[11,12]。慢性营养不良患者在面临应激或创伤时，发生营养不良的风险极高。

住院患者最常见的营养不良类型为蛋白质-热量营养不良，包括组织的热量储备和体蛋白的耗竭。由于器官消耗和功能损害，有营养不良的住院患者更容易出现并发症，如虚弱、伤口愈合延迟、肝脏对药物的代谢改变、呼吸

衰竭发生率增加、心脏收缩力减弱以及诸如肺炎、脓肿等感染并发症。并发症的发生将增加患者的住院时间和医疗费用[13-15]。

营养摄入不足 7～14 天或在发病前无意识体重下降10%的患者可能会出现营养不良或发生营养不良风险。对于这些患者，需要考虑予以适当的营养干预[16],[17]。对于进食无法满足每日营养需求的患者，应当考虑选择其他营养支持方式。特殊的营养支持是通过肠内或肠外途径提供特殊配方的营养素，以维持或恢复患者的营养状态[18]。对于不能经口进食但胃肠道功能正常的患者，营养干预的首先方式是通过适当装置进行肠内喂养（详见第 37 章和第 38 章）。

在条件允许的情况下，应通过胃肠道提供营养素来模拟正常生理状态。与肠外营养相比，使用肠内营养患者的获益更多，且费用更低廉[19]。肠内营养能刺激肠道，进而维持黏膜屏障结构和功能完整。在危重症患者中，使用肠内营养的患者感染性并发症明显低于使用肠外营养的患者[20-24]。因此，肠外营养适用于胃肠道功能丧失或者肠内途径不能建立，或者无法通过胃肠道吸收足够营养以维持机体合适营养状态的患者[16]。

营养筛查

根据联合委员会认证标准（http://www.jiontcommis-sion.org），医院应当在患者入院 24 小时内对患者进行营养筛查，确定他们是否存在营养不良或者发生营养不良的风险。营养筛查结果决定了患者是否需要进一步营养干预或者基于营养风险予以何种监测。营养筛查的具体内容由患者种群、医疗机构以及个人的医疗保险等因素决定。文献报道有许多可靠性、特异性和敏感性各异的筛查工具。相对于住院患者来说，营养筛查中的一些参数在门诊患者中适用范围更广[1,9]。

患者评估

患者营养评估包括病史采集、人体成分分析、生理功能评价和全面的体格检查。合理的患者评估应该是多因素考查而不是基于某一个单独的参数。患者营养评估是用来确定患者当前是否存在营养不良及其严重程度，或者患者发生营养不良的风险。由训练有素的医师完成的一份完整的患者评估能帮助我们确定治疗目标，以及决定是否有使用特殊营养支持的需要。治疗目标可以是维持目前营养状态，增加脂肪和瘦体组织含量以及预防营养不良相关的并发症。

营养史

营养史对一份有效的营养评估至关重要。医师可以通过对患者或者患者家属的问诊、查阅病史获得有价值的信息，从而确定造成患者营养不良或者发生营养不良风险的原因。

许多因素会导致营养不良的发生，包括患者潜在的疾病状态、既往病史和社会经济状况。药物治疗对营养状态往往有不利的影响，这是因为药物可能会减少营养素的合成，改变患者的食欲和味觉使患者进食量减少，改变营养素的吸收或代谢，或增加机体对营养素的需求量。全面评估患者现在和过去的体重情况是合理采集营养史的重要一环。

营养史内容见表 35-1，其中部分内容将在后续章节中进行扩展。

表 35-1

营养史内容

内容
病史
慢性疾病
手术史
心理社会史
社会经济状况
胃肠道疾病史（恶心、呕吐或腹泻）
饮食习惯，包括减肥或增肥饮食
偏食和不耐受
药物治疗史
体重史
增加或减轻
有意或无意
体重变化的时间
机体功能

体重史

体重史对评价患者营养状态非常重要。体重下降往往是提示热量和蛋白失衡的信号，也是住院患者预后不良的信号[9,25]。通常用患者实际体重与标准理想体重（ideal body weight，IBW）作比较。实际体重占理想体重的百分比的计算公式为公式 35-1：

$$\%IBW = 实际体重(100)/理想体重 \quad （公式 35-1）$$

这种体重评估方式的主要局限性是用患者的体重与人群总体的标准作比较，而不是用患者本身的体重作为参考指标。例如一个超重的患者，即使体重明显下降了很多，但实际体重仍大于 IBW，可能就不会被认定为有发展成营养不良的风险。一种更加具有患者特异性的评估方式就是用患者的实际体重与患者的常规体重比较。计算公式为公式 35-2：

$$\%常规体重 = 实际体重(100)/常规体重 \quad （公式 35-2）$$

用这个公式，对于肥胖患者，实际体重小于常规体重90%时，可以认为有营养不良风险。同时，评估体重变化在多长时间内发生同样重要。通常认为，如果 1 个月内无意识的体重下降超过常规体重的 5% 或者 6 个月内无意识的体重下降超过常规体重的10%，这样的无意识体重丢失是严重的。另外，无意识的体重减轻超过原来体重10%就足以认为患者存在营养不良[18]。此时必须评估体重丢失的方式来确定体重下降是固定的还是持续的，后者的问题更为严峻。然而，体重显著下降后开始出现的体重增加可能是一个积极信号。

体格检查

体格检查可以确定存在营养缺乏，但体格检查发现的征象还需要进一步的评估。肌肉和脂肪的消耗（通常发现于颞区）、肩部皮下脂肪和肌肉丢失以及骨间和手掌的皮下脂肪丢失是比较容易发现的。其他一些体格检查参数可能没有那么明显，例如评价：头发的颜色变化和稀疏程度；皮肤肿胀、色素沉着和皮肤炎；口腔的舌炎、牙龈炎、口角炎和舌苔颜色；指甲脆弱程度及其纹理；腹部的腹水和肝肿大。此外，患者的液体状态也是体格检查必须评估的项目。

人体测量

人体测量学是通过测量体重、身高、身体周长和皮下脂肪厚度了解人体组成的科学。体格检查包括测量皮下脂肪和骨骼肌总量。评估脂肪储备能提供脂肪丢失或者积聚的信息，可以相应地推断出整个机体脂肪丢失或积聚情况。皮下脂肪大约占机体脂肪总量的50%。通常用肱三头肌皮褶厚度和肩胛下皮褶厚度评估皮下脂肪，进而估计整个机体的脂肪含量。

体格检查获得的参数值可以用来和参考标准值进行比较[26]。体蛋白总量或者骨骼肌总量可以通过测定上臂中点围和上臂肌围估算。把这些测量值与标准值进行比较，然后再估算肌肉总量。

对营养状态稳定的大样本人群进行长期比较发现，人体测量能准确地反映机体脂肪和骨骼肌的总量。然而，对于住院患者，人体测量的价值不大。急性疾病和应激时机体的变化可能会导致皮下脂肪和体重测量不准确，同时外周水肿可能会增加皮褶厚度和上臂中点围的测定值[9,25]。

生化评价

营养状态的生化评价包括蛋白质水平的检查。目前并不推荐用单一或一组检查作为蛋白质水平的常规或可靠指标。需要各种测定方法的组合，包括生化检查、人体测量、饮食情况和临床表现，才能完整的反应机体的蛋白质状态。

人体的蛋白质组成可以分为躯体蛋白和内脏蛋白两种。躯体蛋白用于组成骨骼肌，大约占人体蛋白质总量的75%。剩余的25%为内脏蛋白，分布在内脏和血清中。白蛋白、前白蛋白、转铁蛋白和视黄醇结合蛋白是最常用来评估营养状态的内脏蛋白。这些蛋白质都由肝脏合成，并反映肝脏的合成功能。当出现肝功能障碍或者蛋白质合成底物摄入不足时，血清中的内脏蛋白含量会下降。应激或损伤情况下，炎性细胞因子释放，使得原本用于合成这些蛋白质的底物转而合成如C-反应蛋白、结合珠蛋白、纤维蛋白原等其他急性时相蛋白[27]。急性应激或者炎症以及长期饥饿状态下，血清蛋白质的浓度会发生变化[25,27]。

白蛋白是评价营养状态最经典的内脏蛋白，同时也是一个预后预测指标。血清白蛋白含量低于3g/dl与患者预后不良以及住院时间延长具有相关性[28]。白蛋白是脂肪酸、激素、矿物质和药物的载体蛋白，同时有维持胶体渗透压的作用。机体白蛋白储存量大，约为3~5g/kg，其中30%~40%分布在血管内。肝脏合成白蛋白的正常速率为150~250mg/(kg·d)。由于白蛋白的半衰期为18~21天，所以一般要在氮摄入不足数周之后才会出现血清白蛋白含量的降低。在应激（导致白蛋白由血管内向血管外转移）、烧伤、肾病综合征、失蛋白性肠病、水中毒以及肝病引起的蛋白质合成减少情况下，血清白蛋白会迅速下降[25,27]。

转铁蛋白参与体内铁的运输，半衰期为8~10天。在营养状态发生急性变化情况下，转铁蛋白比白蛋白更为敏感。血清转铁蛋白的正常浓度为250~300mg/dl。

前白蛋白（甲状腺素运载蛋白）对热量和蛋白质摄入变化更为敏感，但机体储存量小（10mg/kg），半衰期为2~3天。前白蛋白参与视黄醇和视黄醇结合蛋白的转运。血清前白蛋白的正常浓度为15~40mg/dl。

视黄醇结合蛋白的半衰期最短，只有12小时，血清中的正常浓度为2.5~7.5mg/dl。由于血清视黄醇结合蛋白浓度能随着营养素摄入的变化而迅速发生变化，因此，临床上对其监测受限。用于评价营养状态的内脏蛋白总结见表35-2。

表35-2

用于营养状态评价的内脏蛋白

内脏蛋白	半衰期（天）	血清含量正常范围
白蛋白	18~21	3.5~5g/dl
转铁蛋白	8~10	250~300mg/dl
甲状腺素运载蛋白（前白蛋白）	2~3	15~40mg/dl
视黄醇结合蛋白	0.5	2.5~7.5mg/dl

其他一些蛋白质，如纤维结合蛋白和生长介素-C（胰岛素样生长因子-1），也是用于评价营养状态的标志物。纤维结合蛋白是一种存在于血液、淋巴和许多细胞表面的糖蛋白。生长介素-C在生长调控中有重要作用。纤维结合蛋白和生长介素-C的半衰期都小于1天，在禁食和再喂养情况下会发生变化。3-甲基组氨酸是肌肉代谢的副产物，经尿液定量排泄，因此，测定尿液中3-甲基组氨酸的含量可用于估算骨骼肌总量。尽管这些标志物能用于评估机体营养状态，但它们更多用于科研，尚未在临床常规应用[25]。

由于比肝脏合成率更为重要的其他因素也能导致血清蛋白质浓度的变化，因此，解释住院患者血清蛋白质含量的变化较为困难。这些因素包括：肝肾或心脏功能不全，水合状态和代谢应激。与任何一个营养评估参数一样，内脏蛋白应当与其他参数结合起来，并综合考虑患者的临床状况。医师应当检测感染和应激标志物，如C-反应蛋白,并定期与内脏蛋白标志物结合起来评估,从而保证评估的准确性。

通过用人体测量和生化参数确定机体组成来评价营养状态具有许多局限性。测定机体组成的新技术(如生物电阻抗、双能源 X 线吸收测定、同位素稀释、中子激活)层出不穷。由于机体组成和机体功能具有相关性,可能会使用如握力和前臂力测定等其他一些参数来评估骨骼肌功能[1,9,25]。

主观全面评定法(subjective global assessment,SGA)是整合了客观参数和生理功能的另一种营养评估方法[29]。这种易用的营养不良诊断方法是基于患者的体重变化、饮食摄入、是否存在明显的胃肠道症状、活动能力和体格检查来评估水肿和皮下脂肪及肌肉的丢失。SGA 把患者划分成营养状态良好、中度营养不良和重度营养不良三类。

营养不良的分类

营养不良的分类方法很庞杂,每种方法都有各自的特点。有一种经典的分类方法将营养不良分为三类,即消瘦型营养不良、恶性营养不良和蛋白质-能量混合型营养不良。慢性能量(卡路里)缺乏或者部分饥饿会导致消瘦,类似于"濒死状态"。体格检查能发现消瘦型营养不良患者具有严重的恶病质,伴有脂肪和肌肉的双重丢失,但机体仍保持内脏蛋白的生成能力,使血清蛋白水平保持在正常或者接近正常范围。患有癌症或厌食症等慢性消耗性疾病的患者一般比较容易发生消瘦型营养不良。

恶性营养不良通常是由饮食中没有摄入足够的蛋白质造成的,但热量的摄入是足够的。这类营养不良通常发生在由于并发症(如脓毒症)或者损伤(如外伤、热损伤)使机体分解代谢加快的住院患者之中。碳水化合物代谢包含了内源性胰岛素的产生,这将阻止脂肪分解并促进氨基酸转移到肌肉组织中。为了满足蛋白质需求量的增加,蛋白质可以从内脏器官和循环内脏蛋白中动员生成。因此,恶性营养不良患者可能会有合适的脂肪和肌肉含量,但血清蛋白会出现耗竭。

住院患者常常表现为消瘦型和恶性营养不良两种都有的营养不良类型,这种类型叫做蛋白质-能量混合型营养不良。急性损伤或应激并伴有慢性饥饿或者半饥饿将导致脂肪和肌肉消耗以及血清蛋白质耗竭,这种情况将会出现蛋白质-能量混合型营养不良。

能量消耗的估算

估算能量消耗是患者评估的重要组成部分。最常用的方法是按公斤体重估算能量需求。但在实际工作中,应根据患者的具体代谢状态对患者的能量需求进行标准化和个体化的估算。

文献报道了很多预估能量消耗的公式[30,31]。传统的估算方法是使用基础能量消耗(basal energy expenditure,BEE)。BEE 是指在禁食 12 小时以及刚唤醒情况下,机体在完全静息状态时为维持基础代谢功能所需要的能量总量。计算 BEE 最常用的是 Harris-Benedict 公式(表 35-3)。另外,可以按照 $20\sim25$ kcal/(kg·d)来估算 BEE。

表 35-3

能量消耗估算

基础能量消耗(BEE)	
Harris-Benedict 公式	
$BEE_{男性}(kcal/d)=66.47+13.75W+5.0H-6.76A$	
$BEE_{女性}(kcal/d)=655.10+9.56W+1.85H-4.68A$	
或	
$20\sim25$ kcal/(kg·d)	
能量需求量	
住院患者,轻度应激	$20\sim25$ kcal/(kg·d)
中度应激,营养不良	$25\sim30$ kcal/(kg·d)
重度应激,危重症	$30\sim35$ kcal/(kg·d)

A,年龄(年);BEE,基础能量消耗;H,身高(cm);kcal,千卡;W,体重(kg)

基础代谢率(basal metabolic rate,BMR)是指机体在营养吸收之后(大约餐后 2 小时)的能量消耗。BMR 一般比 BEE 高 10%。BEE 或者 BMR 的计算都不包括应激或活动所消耗的额外能量。应激和体力活动状态下的能量消耗可以通过修正的 Harris-Benedict 公式进行计算,或者可以按照 $20\sim35$ kcal/(kg·d)来估算中重度应激状态下机体的能量消耗。

间接测热法是通过仪器,即代谢车,测定患者呼吸或者呼吸道的气体成分变化来确定热量消耗。当标准测试条件稳定时,代谢车测定出耗氧量和二氧化碳产生量。碳水化合物、脂肪和蛋白质代谢所消耗的氧气量和产生的二氧化碳量都是固定和确定的。在规定时间内,仪器测得的信息导入一系列公式,然后估算出包括应激所需在内的 24 小时能量消耗量[17,25]。这就是测定能量消耗(measured energy expenditure,MEE)。由于 MEE 通常是在患者静息状态下测定的,因此不包括活动状态下机体的能量消耗。

间接测热法对很多临床医师来说具有可行性,并被认为是确定能量消耗的金标准,尤其对危重症和肥胖患者能量消耗的估算具有重要价值。重症医学会(the Society of Critical Care Medicine,SCCM)和美国肠外肠内营养学会(American Society of Parenteral and Enteral Nutrition,ASPEN)在 2016 年发布了成人危重症患者营养支持治疗实施和评价指南[32]。根据专家共识,指南推荐对预期自主进食不足的所有 ICU 患者都要进行营养风险评估。高营养风险患者可能从早期的肠内营养支持治疗中获益。另外,指南还建议营养评估应包括对合并症、胃肠道功能以及误吸风险的评估。由于没有在危重症患者中进行验证,传统的营养指标和替代标志物一般不用于评估危重症患者的营养状态。

蛋白质需求量的估算

蛋白质需求量的估算在营养评估中相当必要。蛋白质的需求量可通过体重、应激程度和疾病状态来确定。根据主观和临床判断对蛋白质需要量进行初步估算,然后再根据患者的治疗反应进行调整。美国推荐膳食中蛋白质的供给量为 $0.8g/(kg \cdot d)$。营养状态良好并处于最低应激状态的住院患者每天应需要 $1 \sim 1.2g/kg$ 的蛋白质来维持瘦体组织含量。继发于外伤或者烧伤的患者,机体处于高分解高代谢状态,每天蛋白质的需求量可高达 $2g/kg$。此外,肝肾功能不全的患者由于代谢发生改变,蛋白质的补充可能需要调整或者减量。蛋白质需求量的相关指南参见表35-4。

表35-4

蛋白质需求量估算

美国推荐膳食供给量	$0.8g/(kg \cdot d)$
住院患者,轻度应激	$1 \sim 1.2g/(kg \cdot d)$
中度应激	$1.2 \sim 1.5g/(kg \cdot d)$
重度应激	$1.5 \sim 2g/(kg \cdot d)$

微量营养素

微量营养素是指机体代谢所需的电解质、维生素和微量矿物质。全面评估是要在结合患者特殊营养状态和当前疾病治疗的基础上,确定患者是否存在微量营养素不足或中毒的风险。这些营养素可以单个或多个混合在一起通过肠内和肠外途径进行补充。目前有许多厂家能提供这些营养素,但要特别注意各家医疗机构使用的具体产品,以防止各类微量营养素摄入的缺乏或者过量。

患者评估:女性克罗恩病患者

案例35-1

问题1:S.P.,34岁恶病质女性,因腹痛、恶心、呕吐和腹泻入院。既往有中度克罗恩病病史4年。自确诊以来,该患者接受全面药物治疗,但未行外科手术干预。她已经出现包括皮肤损害和关节疼痛在内的胃肠外症状。此次入院是因为患者近3月来体重持续下降,伴反胃、呕吐和食欲缺乏。大约6个月前S.P.的体重为54.43kg。入院时体重41.73kg,身高约152cm。既往用药史主要涉及治疗消化道溃疡疾病和偶尔发作的抑郁症。体检发现患者消瘦,颞区和肩部皮下脂肪消耗。患者诉发现近期有明显的脱发。患者曾尝试使用肠内补充剂增加经口摄入,但由于反胃,最终效果欠佳。

入院实验室检查结果:

钠:135mmol/L

钾:4.0mmol/L

氯:100mmol/L

碳酸氢盐:25mmol/L

血尿素氮:4mg/dl

肌酐:0.6mg/dl

葡萄糖:87mg/dl

钙:8.2mg/dl

镁:1.7mg/dl

磷:2.8mg/dl

总蛋白:6.0g/dl

白蛋白:3.5g/dl

前白蛋白:14mg/dl

该患者的血白细胞计数为 $12\,600/\mu l$。根据患者病史和体检结果,S.P.目前的诊断为克罗恩病,累及皮肤、关节和胃肠道。她目前的营养状况如何呢?

全面的病史采集和合理的体格检查对准确评估患者的营养状态至关重要。虽然病史和体格检查是最重要的,但是实验室检查也是评估 S.P. 营养状态的重要组成部分。S.P. 的营养史显示,目前她由于呕吐无法进食,并且该患者克罗恩病的诊断也进一步提示她具有营养吸收不良问题。S.P. 病史中最显著的是她在6个月内体重下降了12.7kg。根据公式35-2,她目前只有常规体重的77%。从另一个角度分析,她丢失了原始体重的23%,属于重度体重丢失。体检发现她有明显的恶病质表现,同时肩部皮下脂肪和肌肉在短期内出现消耗和丢失,这具有非常重要的临床意义。人体测量数据未及。S.P. 的内脏蛋白都在正常值的下限,提示存在短期(前白蛋白)和长期(白蛋白)的营养不良。综合考虑这些因素,认为 S.P. 处于重度营养不良。这个评估结果可以通过 SGA 等其他评估工具进一步进行验证[29]。

由于营养评估通常比较困难,所以医师会选择使用 SGA 给患者适当的分类。运用 SGA 可以把患者分为3类:A类(营养状态良好患者)指体重丢失小于5%,或者体重丢失>5%但是近期体重有增加,食欲有改善的患者;B类(中度营养不良患者)指体重丢失5%~10%,并且近期体重仍不稳定或未增加,同时饮食摄入少,有轻度皮下组织丢失的患者;C类(重度营养不良)指体重持续下降超过10%,伴有严重的皮下组织丢失和肌肉消耗,通常伴有水肿。SGA 简单易行,并且与主观和客观的营养测定指标具有强烈相关性[29]。

医师根据病史和体格检查这两个因素的主观分级,将患者归为这三种营养不良类型中的一种。病史包括4个组成部分:(a)体检前6个月的体重丢失,用丢失体重占原始体重的百分比表示;(b)相对于既往的饮食结构的改变;(c)目前存在的明显胃肠道症状;(d)患者的活动能力或者精力,范围包括从完全自理到卧床。应用以上4条,首先发现 S.P. 在过去6个月已经有23%的体重丢失。识别体重丢失的方式也很重要。询问患者近期体重下降(结合6个月的体重变化),通常是过去2周的体重变化,有助于确定慢性体重丢失的类型。S.P. 主诉过去3个月中体重丢失增加,确定为持续性体重下降。建议医师在采集体重史的时候可以询问患者在特定时间的最大体重,如1年前、6个月前、1个月前和目前的体重。为证实患者的体重史,可以询问患者衣服尺寸的变化或者衣服是否合身。

至于第二个因素,即在饮食方面,S.P. 主诉食欲缺乏,曾尝试额外补充但效果不佳。根据SGA,患者属于在检查前几周到几个月饮食正常或饮食不正常这一类。该案例中,S. P. 显然属于饮食不正常,但是医师也可以通过询问S. P. 一些特定问题来确定患者的饮食结构,例如"在过去几周到几个月时间里,你的食量有什么变化?"或者"有什么食物你已经不能吃了?"以及"举一个例子,告诉我你一餐一般都吃什么?"。同时,搞清楚患者为什么食量减少也很重要,是刻意为之还是无意识的。S. P. 的体重减轻并非刻意,她的食量减少与其慢性疾病有关。

作为病史的第三个要素,严重的胃肠道症状是指几乎每天都出现的胃肠道症状,并持续时间超过2周。根据S. P. 的主诉,她在入院前有3个月的呕吐症状,这高度符合严重胃肠道症状的定义要求。然而,医师总是可以询问更多的特定问题来明确这些症状产生的原因。

医师应该对病史的最后一个要素活动能力进行进一步探究,然而,由于营养评估优先考虑患者的客观指标,因此,活动能力似乎不能影响最终的营养评估结果。进食情况不好的患者会主诉有虚弱和疲乏——很多时候会达到卧床的地步。通过观察患者的活动水平、整体情绪、骨骼肌功能和呼吸运动能为医师判断患者功能障碍情况提供线索。如果患者有关节痛以及肌肉和皮下组织丢失所致的方肩表现,S. P. 的活动能力很有可能会下降。

完成了SGA中关于病史的所有内容,接下来医师要转向SGA的第二个组成部分:体格检查。这部分内容是要求医师通过体格检查发现患者营养不良的征象,例如三头肌和胸部的皮下脂肪丢失,股四头肌和三角肌的肌肉消耗,踝关节或骶部的水肿以及最终的腹水征象。对于每一个征象,如果存在,医师应当考虑其严重性。在S. P. 的案例中,患者明确存在肌肉消耗。根据SGA中病史和体格检查的内容,S. P. 应归为严重营养不良(C类),因为她具有明显营养不良的征象,如皮下组织丢失和肌肉消耗以及明确的超过10%的进行性体重下降。

案例35-1,问题2:S. P. 是否需要特殊营养支持治疗?

特殊营养支持治疗的根本目的就是满足代谢过程的能量需求,支持危重症患者的高代谢状态以及尽量减少蛋白质的分解代谢。克罗恩病是一种炎性肠病,具有潜在的严重营养损害风险。吸收不良、食量减少、药物和肠道损失会使克罗恩病患者出现营养异常。胃肠道的病灶部位、症状和饮食受限都会造成蛋白质能量营养不良,并伴有特定营养素的不足。S. P. 入院后进行了相关检查,以此来评估她的克罗恩病、体重减轻和相关的症状。主观和客观的证据都表明S. P. 的胃肠道功能丧失。如果克罗恩病进展恶化的诊断是准确的,那么S. P. 在肠内营养可以使用前需要使用肠外营养治疗(见第38章)。另外,此前由于持续增加的恶心和呕吐,进行肠内营养的尝试已经失败,提示患者胃肠道动力下降。根据S. P. 目前的营养状态,住院期间持续营养摄入不足会导致营养不良状况恶化,因此,需要实施特殊营养支持干预。

治疗目标

案例35-1,问题3:计算S. P. 热量和蛋白质的目标量。

营养支持开始前,需要对患者的热量需求进行估算[30,31]。准确估算热量需求对营养治疗发挥疗效的最大化至关重要,同时还能防止喂养过度和喂养不足等问题。Harris-Benedict公式是最常用的热量或者BEE估算方法之一。然而,估算患者热量需求最准确的方法仍存在争议。对于某些危重症患者,尤其是临床状况发生变化或者由于体液变化造成体重发生波动的患者,运用Harris-Benedict公式可能会导致对静息能量消耗估算过量或不足。最常用的方法是按患者公斤体重估算。能量需求是标准化的,可以根据患者的代谢状态来确定。S. P. 最初的热量目标是要满足她目前基础代谢和行走活动时所需的能量消耗。她属于"中度应激,营养不良"这一类,因此需要25~30kcal/(kg·d)。根据这种计算方法,应使用实际体重(41.8kg)来估算患者的能量需要量,以使她的新陈代谢和当前的能量消耗与下降的体重相适应。在有严重体重丢失的患者中,如果使用常规体重或IBW来估算能量需要量会导致能量过剩。S. P. 的热量目标量应该是1 045~1 255kcal/d。

蛋白质是生命的基石。一旦肝糖原储备耗竭,肌肉蛋白会降解成三碳骨架用于肝糖异生。蛋白质分解代谢一开始会对外源性氨基酸补充发生抵抗,因此,患者有时需要几周时间才会表现为正氮平衡状态。除了满足蛋白质分解代谢以外,还需要外源性补充蛋白质来帮助伤口愈合和补充由伤口和瘘所丢失的蛋白质。蛋白质目标量的估算应根据患者体重、应激程度和疾病状态进行,目的在于尽量减少瘦体组织的丢失,一般原则为根据患者疾病和损伤的程度进行估算,需求量一般为1.0~1.5g/(kg·d)。S. P. 没有接受手术,应激程度最低,她的蛋白质补充的目标在于维持其目前的蛋白质状态。根据表35-4所列的指南推荐,S. P. 的蛋白质需求量为1.2~1.5g/(kg·d),或者50~63g/d。正如能量消耗的估算一样,蛋白质需求量的计算也只可能是估算,因此,治疗过程中要监测患者的临床疾病过程,以便相应地调整蛋白质用量。如果S. P. 要接受手术,那么她的热量和蛋白质目标需求量都要重新评估,此时要考虑到额外的应激因素。

微量营养素

案例35-1,问题4:S. P. 可能存在哪些维生素和矿物质的缺乏?医师有哪些处理方法可以选择?

同时补充宏量营养素和微量营养素方可使特殊营养支持发挥治疗效果。这些营养素有利于维持重要细胞和脏器的功能、机体免疫、组织修复、蛋白质合成以及骨骼肌、心肌和呼吸肌的收缩力。正如药物治疗一样,应根据患者的需求、治疗反应以及耐受程度来调整营养支持方案。炎性肠病患者很容易出现维生素和其他微量营养素变化的风险。从病因学角度来看,这种微量营养素的丢失是多因素的,包括进食减少、继发于腹泻的丢失增加和吸收不良。需要特别注意的是，这类患者常发生维生素 D、叶酸、维生素 B_{12}、钙、镁和锌的缺乏。

S.P. 存在这些微量营养素的普遍缺乏，因此，她需要复合维生素和矿物质的补充。如果 S.P. 确定有脂肪吸收障碍的话，应考虑联合使用水溶性维生素和脂溶性维生素。克罗恩病患者骨质疏松的发生率较高（无论是否使用皮质类固醇），因此，S.P. 需要接受评估来确定钙和维生素 D 的摄入是否正常。每天口服钙剂的推荐剂量为 800～1 500mg，但当需要补充体内不足时，则需要增加到 1 500～2 000mg/d。S.P. 需要每天口服 400 国际单位的维生素 D。然而，如果血清 25-羟基维生素 D 水平低于治疗剂量，则需要更大剂量的钙剂，具体剂量应根据 S.P. 特定的疾病进程以及胃肠道功能来决定。

用于炎性肠病治疗的药物，如甲氨蝶呤（叶酸拮抗剂）和柳氮磺胺吡啶（抑制叶酸吸收）会增加患者对叶酸的需求量。如果 S.P. 正在使用这些药物，那么每天口服补充 1mg 叶酸是有益的。

由于胃和末端回肠分别是内因子产生和吸收的部位，因此，接受胃或末端回肠切除手术的患者具有维生素 B_{12} 缺乏的风险。S.P. 目前没有进行手术干预，因此，比较明智的做法是在积极的补充治疗前应监测患者维生素 B_{12} 的水平，并观察是否有维生素 B_{12} 缺乏的表现（如巨红细胞性贫血）。

正如炎性肠病的许多患者一样，肠道损失增加的患者需要注意是否存在镁缺乏。当镁通过肠内补充时，应考虑到胃肠道 pH 值的变化、胃肠道传输时间以及食物的脂肪含量都会影响镁的吸收。经肠道大剂量补充镁会导致腹泻，因此，采用小剂量长时间给药，可以增加耐受性和治疗效果。推荐选择镁含量为 150mg 的补充剂，每日分 4 次口服。

炎性肠病患者会因为排便增多造成锌的丢失。S.P. 应当每天口服含锌量为 50mg 的锌补充剂。

维持液体

案例 35-1，问题 5： 确定 S.P. 在接受特殊营养支持时所需的液体量。

在确定患者需要多少液体的时候，医师需要考虑以下问题：(a) 纠正液体失衡；(b) 维持液体需求量；(c) 补充不断丢失的液体。

炎性肠病患者长期的腹泻、呕吐或者两者兼有会导致脱水。脱水的结果是体重下降、尿量减少、口干和进行性干渴。低血压、心动过速和皮肤弹性差是脱水的临床表现。如果不补充液体，那么淡漠、木僵、昏迷和死亡就会接踵而至。液体缺乏量要根据患者的临床表现、近期下降的体重和血清钠以及血尿素氮浓度来估算，并在 8 小时内静脉补充液体估算量的一半。8 小时后要重新估算液体缺乏量，并在接下来的 8 小时内继续补充液体估算量的一半。这个过程要一直持续到患者恢复正常的水合作用（见第 10 章）。

维持液体是指每天摄入液体的量应包括用每天非显性失水的量和每天机体代谢所产生的以尿液（与血浆渗透压相似）形式排出的过剩液体量。估算维持液体量的方法有若干个。最简单的方法就是按 30～35ml/（kg·d）来估算液体的基础需要量。另一种估算液体量的方法是：患者第一个 20kg 体重按 1 500ml 计算，实际体重超出 20kg 的部分按 20ml/kg 计算，两者相加的总和为估算的维持液体的量。两种方法都能估算出维持基本需求的液体需要量。S.P. 的液体需要量估算如下：

$$\begin{aligned}
ml/d &= 1\ 500ml+[(20ml/kg)(41.8kg-20kg)] \\
&= 1\ 500ml+(20ml/kg)(21.8kg) \\
&= 1\ 500ml+436ml \\
&= 1\ 936ml \qquad \text{（公式 35-3）}
\end{aligned}$$

如果 S.P. 有呕吐、胃管中有引流液排出、腹泻或者其他明显的液体丢失时，需要额外补充液体。有些液体丢失是可以测定的，丢失多少补充多少。而有些是不可测定的，只能估计。丢失液体中的电解质成分应该引起医师的重视，并且这能指导医师最终选择补充液体的种类。

评价营养支持的效果

案例 35-1，问题 6： 用哪些参数来评价 S.P. 营养支持的效果？

成功的营养支持治疗开始前应对患者进行正确的营养评估，之后再建立患者的营养目标，即确定宏量营养素、微量营养素和液体需要量。营养支持治疗开始后，患者后续的支持治疗和监护对营养支持治疗的完整性和有效性有重要作用。

营养治疗之前必须纠正所有的电解质异常，以尽可能降低 S.P. 再喂养综合征（严重营养不良患者营养补充后出现的代谢和电解质紊乱）的发生风险。S.P. 的电解质都在正常范围，因此不需要纠正。营养治疗要循序渐进，并且要常规补充维生素。营养治疗的第一周应对包括磷、钾、镁在内的电解质和葡萄糖至少每天测定一次。尽管电解质和矿物质紊乱可能难以避免，但是仔细识别和严密监测再喂养综合征可以预防严重并发症的发生[33,34]。

尽管有时候很难获得患者可靠的体重数据，但是体重仍是帮助我们评价液体平衡和长期热卡摄入合理性的重要参数。大部分患者在接受营养治疗后每周体重增加或者减少应该不超过 1kg（假定在标准液体状态）。然而，医师应当注意液体对患者体重的影响。大量的液体摄入或丢失都会影响体重的测定结果，并且会掩盖体质量的变化趋势。记录 S.P. 每天的体重以及出入液量，并监测这些指标的变化趋势，是确定营养治疗方案是否有效的重要方法之一。

氮平衡是另一个用于确定患者分解代谢水平和蛋白质需求量的参数。氮平衡是指氮的摄入和氮的排泄之间的差值，通过氮的摄入和患者 24 小时尿液中的尿氮量来估计。使患者恢复正氮平衡是营养支持治疗的一个合理目标，但同时需要定期评估来增加热负荷。如果 S.P. 需要做氮平衡分析的话，若她存在负氮平衡，则需增加蛋白质的摄入量。然而，在重度应激状态时，无论补充多少营养素，负氮平衡往往是不可避免的。

最后,通过每周监测 S. P. 的前白蛋白水平来确定短期的热量和蛋白质摄入总量是否合理。前白蛋白不增加是患者预后不良的信号。营养补充足够的情况下,前白蛋白每周的增加量应该超过 4mg/dl。值得注意的是,本案例中 S. P. 患有克罗恩病,可能会口服或者静脉使用皮质类固醇,皮质类固醇的使用会使前白蛋白水平异常升高,从而低估了 S. P. 实际的营养风险。

案例 35-1,问题 7: 治疗团队的成员都急于让 S. P. 体重增加并且对她的营养不良状态表示担忧,因此渴望增加对她的热量供给。如果出现喂养过度,S. P. 会出现哪些潜在的并发症?

所有患者都应该尽量避免喂养过度,因为它会产生许多并发症,尤其是呼吸道方面的并发症[35]。尽管恢复和维持体细胞质量是营养支持治疗的目的,但还是要采用渐进和保守的方法,这样会减少代谢异常的发生。对于需要营养支持治疗的患者,若给予他们大量的热量,则会加快患者的代谢率,反过来也会给心肺和氧化增加负担。因为二氧化碳的产生量与耗氧量相关,碳水化合物过量尤其有害,会造成二氧化碳潴留,导致酸碱失衡。高血糖症也是继发于碳水化合物过量供给所致的常见的代谢异常,可能会导致渗透性利尿和免疫功能紊乱。

(金知萍 译,吴国豪 校,吕迁洲 审)

参考文献

1. Mueller C et al. A.S.P.E.N. clinical guidelines: nutrition screening, assessment, and intervention in adults. *J Parenter Enteral Nutr.* 2011;35:16.
2. Ames SR. The joule—unit of energy. *J Am Diet Assoc.* 1970;57:415.
3. Dahlqvist A, Semenza G. Disaccharidases of small-intestinal mucosa. *J Pediatr Gastroenterol Nutr.* 1985;4:857.
4. Institute of Medicine, Food and Nutrition Board. *Dietary Reference Intakes for Energy, Carbohydrate, Fiber, Fat, Fatty Acids, Cholesterol, Protein, and Amino Acids (Macronutrients).* Washington, DC: National Academy Press; 2005.
5. Cahill GF, Jr. Starvation in man. *N Engl J Med.* 1970;282:668.
6. Posner BM et al. Diet and heart disease risk factors in adult American men and women: the Framingham Offspring-Spouse nutrition studies. *Int J Epidemiol.* 1993;22:1014.
7. Carroll HJ, Oh MS. *Water, Electrolyte, and Acid-Base Metabolism: Diagnosis and Management.* Philadelphia, PA: JB Lippincott; 1989.
8. Grant JP. Nutritional assessment in clinical practice. *Nutr Clin Pract.* 1986;1:3.
9. Jensen GL, Hsiao PY. Nutrition screening and assessment. In: Mueller CM, ed. *The A.S.P.E.N. Adult Nutrition Support Core Curriculum.* 2nd ed. Silver Spring, MD: American Society for Parenteral and Enteral Nutrition; 2012:155.
10. McWhirter JP, Pennington CR. Incidence and recognition of malnutrition in hospital. *BMJ.* 1994;308:945.
11. Leiter LA, Marliss EB. Survival during fasting may depend on fat as well as protein stores. *JAMA.* 1982;248:2306.
12. Keys A et al. *The Biology of Human Starvation.* Minneapolis, MN: University of Minnesota Press; 1950.
13. Robinson G et al. Impact of nutritional status on DRG length of stay. *JPEN J Parenter Enteral Nutr.* 1987;11:49.
14. Reilly JJ, Jr et al. Economic impact of malnutrition: a model system for hospitalized patients. *JPEN J Parenter Enteral Nutr.* 1988;12:371.
15. Detsky AS et al. The rational clinical examination. Is this patient malnourished? *JAMA.* 1994;271:54.
16. Brantley SL, Mills ME. Overview of enteral nutrition. In: Mueller CM, ed. *The A.S.P.E.N. Adult Nutrition Support Core Curriculum.* 2nd ed. Silver Spring, MD: American Society for Parenteral and Enteral Nutrition; 2012:170.
17. Russell MK et al. Standards for specialized nutrition support: adult hospitalized patients. *Nutr Clin Pract.* 2002;17:384.
18. [No authors listed]. Definitions of terms used in A.S.P.E.N. guidelines and standards. A.S.P.E.N. Board of Directors. *Nutr Clin Pract.* 1995;10:1.
19. Lipman TO. Grains or veins: is enteral nutrition really better than parenteral nutrition? A look at the evidence. *JPEN J Parenter Enteral Nutr.* 1998;22:167.
20. Braunschweig CL et al. Enteral compared with parenteral nutrition: a meta-analysis. *Am J Clin Nutr.* 2001;74:534.
21. Beier-Holgersen R, Boesby S. Influence of postoperative enteral nutrition on postsurgical infections. *Gut.* 1996;39:833.
22. Hernandez G et al. Gut mucosal atrophy after a short enteral fasting period in critically ill patients. *J Crit Care.* 1999;14:73.
23. Kudsk KA et al. Enteral versus parenteral feeding. Effects on septic morbidity after blunt and penetrating abdominal trauma. *Ann Surg.* 1992;215:503.
24. Moore FA et al. Early enteral feeding, compared with parenteral, reduces postoperative septic complications: the results of a meta-analysis. *Ann Surg.* 1992;216:172.
25. Charney P. Nutrition assessment in the 1990s: where are we now? *Nutr Clin Pract.* 1995;10:131.
26. McDowell MA et al. Anthropometric reference data for children and adults: United States, 2003–2006. In: *National Health Statistics Reports: No. 10.* Hyattsville, MD: National Center for Health Statistics; 2008. http://www.cdc.gov/nchs/data/nhsr/nhsr010.pdm. Accessed March 9, 2016.
27. Gabay C, Kushner I. Acute-phase proteins and other systemic responses to inflammation [published correction appears in N Engl J Med. 1999;340:1376]. *N Engl J Med.* 1999;340:448.
28. Vanek VW. The use of serum albumin as a prognostic or nutritional marker and the pros and cons of IV albumin therapy. *Nutr Clin Pract.* 1998;13:110.
29. Detsky AS et al. What is subjective global assessment of nutritional status? *JPEN J Parenter Enteral Nutr.* 1987;11:8.
30. Garrel DR et al. Should we still use the Harris and Benedict equations? *Nutr Clin Pract.* 1996;11:99.
31. Wooley JA, Frankenfield D. Energy. In: Mueller CM, ed. *The A.S.P.E.N. Adult Nutrition Support Core Curriculum.* 2nd ed. Silver Spring, MD: American Society for Parenteral and Enteral Nutrition; 2012:22.
32. McClave SA et al. Society of Critical Care Medicine (SCCM) and American Society for Parenteral and Enteral Nutrition (A.S.P.E.N.). *JPEN J Parenter Enteral Nutr.* 2016;40(2):159–211.
33. Solomon SM, Kirby DF. The refeeding syndrome: a review. *JPEN J Parenter Enteral Nutr.* 1990;14:90.
34. Brooks MJ, Melnik G. The refeeding syndrome: an approach to understanding its complications and preventing its occurrence. *Pharmacotherapy.* 1995;15:713.
35. Kumpf VJ, Gervasio J. Complications of parenteral nutrition. In: Mueller CM, ed. *The A.S.P.E.N. Adult Nutrition Support Core Curriculum.* 2nd ed. Silver Spring, MD: American Society for Parenteral and Enteral Nutrition; 2012:284.

36 第36章 肥胖

Dhiren K. Patel and Kaelen C. Dunican

核心原则	章节案例
1 每次应测量患者的体重指数（body mass index，BMI），并评估患者超重、肥胖以及相关合并症的风险。	案例 36-1（问题 1 和 3）
2 从体脂角度评价患者的健康程度对理解机体的组成成分必不可少。	案例 36-1（问题 1）
3 应明确体重增加患者的药物清单中是否有能引起体重增加的药物，应考虑使用不影响或能降低体重的替代药物。	案例 36-1（问题 1）
4 肥胖是一种慢性病，治疗干预是一个漫长的过程。	案例 36-1（问题 2 和 7）
5 适当的减肥目标是在 6 个月内降到体重基线的 5%～10%。	案例 36-1（问题 4）
6 超重和肥胖的管理和治疗应该包括饮食并联合多运动和行为改变。	案例 36-1（问题 4 和 5）
7 对于体重指数大于 $30kg/m^2$ 但无危险因素的患者或体重指数大于 $27kg/m^2$ 且伴有肥胖相关危险因素如高血压、血脂异常、睡眠呼吸暂停、心血管疾病和 2 型糖尿病的患者，应考虑使用药物治疗。	案例 36-1（问题 6、7 和 9）
8 短期减肥药物临床效果未必有用，不应该推荐。	案例 36-1（问题 6）
9 用于长期体重管理的药物包括奥利司他、芬特明/托吡酯、氯卡色林、纳曲酮/安非他酮和利拉鲁肽。	案例 36-1（问题 7）
10 临床文献不支持使用营养保健品进行减肥，从安全角度和缺乏监管方面考虑应避免使用。	案例 36-1（问题 8）
11 当 BMI>40 或 BMI>35 且有肥胖相关并发症存在的情况下，患者可考虑减重手术。	案例 36-1（问题 10）
12 减重术后胃肠道和胃大小的改变可引起药物药代动力学的变化，从而使患者面临使用某些药物时产生不良事件的风险。	案例 36-1（问题 10）

肥胖是一种由于身体脂肪过多给健康带来损害的一种慢性疾病[1,2]。肥胖已成为一种流行病。在美国有超过三分之二的成年人体重超重，其中超过三分之一的人被认为属于肥胖[3]。全世界则有超过三分之一的人体重超重[4]。世界卫生组织（WHO）和美国联邦政府意识到这是一个日益严重的问题，它给健康管理机构及经济带来沉重的负担。

据分析估算,美国每年在肥胖相关的疾病治疗中的花费超过了 2 150 亿美元[5]。

定义

超重和肥胖是由体重指数(body mass index,BMI)来界定的。BMI 是体重与身高的比值,等于体重(kg)除以身高(m)的平方。BMI 介于 18.5~25kg/m² 者为正常体重;BMI 大于或等于 25 但小于 30kg/m² 者为超重;BMI 大于或等于 30kg/m² 者为肥胖(表 36-1)[6,7]。肥胖又分为三个等级:BMI 大于或等于 30kg/m² 但小于 35kg/m² 为 Ⅰ 级、大于或等于 35kg/m² 但小于 40kg/m² 为 Ⅱ 级、大于或等于 40kg/m² 为 Ⅲ 级。Ⅲ 级肥胖也被称为极度肥胖或严重肥胖,在以前被称为病态肥胖。肥胖是一种由多种生物和环境因素、致胖的生活方式和遗传因素决定的慢性代谢紊乱。肥胖的广泛增加以及给健康带来的不良后果是全世界面临的主要公共卫生问题[1,8]。

表 36-1

体重指数与体重分级指南

体重状态	体重指数ᵃ	肥胖分级
低体重	<18.5	
正常	≥18.5~25	
超重	≥25~30	
肥胖	≥30~35	Ⅰ
	≥35~40	Ⅱ
极度或严重肥胖	≥40	Ⅲ

ᵃ 换算公式使用的单位是 kg 和 m;BMI=体重(kg)/身高(m)²。BMI,体重指数。

来源:Jensen,Michael D etal. 2013 AHA/ACC/TOS guideline for the management of overweight and obesity in adults:a report of the American College of Cardiology/American Heart Association Task Force on Practice Guidelines and The Obesity Society. *J Am Coll Cardiol*. 2014;63:2985-3023.

BMI 是公认的体重分类标准。然而,BMI 的一个主要缺陷是它未考虑机体成分。根据 BMI 的定义,如果一个人的肌肉质量足够大,能够显著增加总的体重,那么他就可以被归类为"超重"。另一方面,具有脂肪过量堆积和肌肉质量降低的患者可能被认为属于"正常体重"。使用 BMI 评估某些人群的体脂以及发病率和死亡率的风险特别成问题,因为 BMI 不能反映体脂分布的差异。例如,研究表明在亚洲人群中用 BMI 来评价体脂是不足的[9]。

腹部脂肪分布与肥胖的许多代谢结局有关[10]。测量腰围(waist circumference,WC)可以用来评估腹部脂肪累积的增加和健康风险。WC 大于 102cm 的男性和 88cm 的女性罹患代谢性疾病的风险增加[10]。WC 增加可用于预测糖尿病、高血压、血脂异常和心血管疾病等与肥胖相关疾病的发生[10-12]。腰臀比(waist-to-hip ratio,WHtR)也提供了局部脂肪分布的评估方法。男性腰臀比>1,女性腰臀比>0.8 说明腹内脂肪高。一些研究表明,WHtR 在确定肥胖相关的心血管代谢风险方面要优于 WC 和 BMI。独立于 BMI 分类,高 WC 与死亡率增加有一定的相关性[13]。因此,测量 WC 和 WHtR 有助于鉴别出那些由于腹部脂肪堆积增加而患有健康风险的体重正常或超重的个体。

流行病学

肥胖是世界范围内的主要公共卫生问题,是大量医疗事件(例如心血管疾病、高血压、血脂异常、糖尿病、睡眠呼吸暂停)和过早死亡的主要原因(表 36-2)。据 WHO 统计,2014 年全球大约有 19 亿体重超重和 6 亿肥胖的成年人[1]。在美国,肥胖的发生率已作为国家健康和营养调查(National Health and Nutrition Examination Survey,NHANES)的一部分。NHANES 2011 至 2012 年的数据显示,美国成年人中有 68.5% 属于超重或肥胖、34.9% 属于肥胖,6.4% 属于极度肥胖[3]。成人肥胖通常是由于 20 至 30 岁的中间年龄段到 40 至 59 岁年龄段之间的体重稳定增加,这个年龄段也是肥胖发生的高峰期。严重肥胖在妇女中更为常见[3]。NHANES 最新的数据显示超重、肥胖和极端肥胖人群在非西班牙裔黑人妇女中更为普遍[3]。尽管 20 世纪 80 年代和 90 年代肥胖患病率激增,但最近的 NHANES 数据显示目前的肥胖患病率尚保持稳定,与 NHANES 2003 至 2004 年的数据相比无明显增加[3]。

儿童和青少年肥胖也是一个重要的问题,患病率高得惊人。儿童和青少年(2~19 岁)的超重和肥胖判定是基于美国疾病预防控制中心的生长图表;超重定义为 BMI 在第 85 至 95 个百分点之间,肥胖定义为 BMI 大于第 95 个百分点[7]。据 WHO 估计,超过 4 200 万 5 岁以下的儿童体重超重[1]。NHANES 2011 至 2012 年的数据显示,31.8% 的儿童和青少年(2~19 岁)要么超重要么肥胖,其中 16.9% 属于肥胖[3]。非西班牙裔白人青年的肥胖率明显低于非西班牙裔黑人和西班牙裔青年。与成年人一样,儿童和青少年的肥胖患病率目前尚保持稳定,与 NHANES 1999 至 2000 年的数据相比没有显著变化[3]。然而,由于这一患病率仍然高得惊人,并且肥胖儿童进入成年后会带来健康后果,因此,必须解决儿童肥胖问题。儿童期和青少年期患有肥胖能预示成人后超重和肥胖的风险会增加[14]。此外,研究显示,儿童期和青少年期若有超重和肥胖,那么成年后患有糖尿病、高血压、缺血性心脏病、中风及过早死亡的风险会增加[15]。

病因学和病理生理学

简单地说,肥胖是由能量摄入和消耗不平衡造成。当一个人摄入的卡路里比燃烧的卡路里多时将发生体脂的堆积。然而,肥胖的确切原因很难确定,可能是与遗传、环境、行为和神经激素等因素有关。调查人员试图通过研究社会、文化、社会经济地位、医疗条件、刺激食欲的药物、父母的体重以及饮食习惯和身体活动的遗传特征来解释这种疾病的起源[16]。上述每一个潜在的因素将被继续研究以作

表 36-2

肥胖相关疾病

心血管疾病	皮肤病
高血压	皱缩纹
心力衰竭	皮赘
冠心病	黑棘皮病
中风	红斑
肺部疾病	**胃肠道疾病**
阻塞性睡眠呼吸暂停	胆石症
哮喘	胃食管反流
代谢性疾病	**心理疾病**
血脂异常	进食障碍
糖尿病	抑郁
高胰岛素血症	社交障碍
癌症	**妇科及产科并发症**
食管癌	妊娠期糖尿病
结肠癌	先兆子痫
肝癌	不育症
前列腺癌	**骨骼肌疾病**
子宫癌	骨关节炎
乳腺癌	**其他**
卵巢癌	非酒精性脂肪肝
胆囊癌	阳痿
肾癌	
宫颈癌	

来源：Hildago LG. Dermatologic complications of obesity. *Am J Clin Dermatol.* 2002;3:497-506；Malnick SD, Knobler H. The medical complications of obesity. *Q J Med.* 2006;99:565-579.

为治疗和预防这种慢性疾病可能的靶目标。

几项相关研究表明，睡眠缺乏与肥胖、胰岛素抵抗和糖尿病等代谢性疾病具有相关性[17,18]。一项研究表明，30 个月大或者更小的幼儿若缺乏睡眠，在 7 岁时会有罹患肥胖的危险[19]，另一项对成年人的试验发现，睡眠时间与 BMI 呈负相关[20]。睡眠不足导致了下丘脑对食欲和能量消耗的调控发生改变可能是睡眠缺乏导致肥胖的一个原因。一般来说，一个人吃饱后，大脑中的神经递质或肽将向下丘脑的饱食中枢发出减少饮食的信号。睡眠不足还与瘦素水平降低和胃饥饿素水平增加有关；这两个因素都有利于能量缺乏和饥饿信号传导，从而引起暴饮暴食和肥胖[21]。

最近开展了肠道微生物对机体影响的研究。数据表明，对肠道微生物多样性产生负面影响的一些干预措施，如剖宫产（与阴道分娩相比）、孕前母体 BMI 和早期使用抗生素，可能增加肥胖的风险[22]。一项大型队列研究发现，2 岁前反复使用广谱抗生素会增加儿童早期发生肥胖的风险[23]。

基因特征

针对双胞胎和寄养家庭的大多数研究发现，无论是在儿童期还是成年期，肥胖和遗传都有明确的相关性[24-29]。Wardle 等[26]的研究表明，BMI 和 WC 的遗传预估值分别占 77% 和 76%。遗传学研究已经鉴别出可能与体重相关的基因[24-30]。由于腰臀比的遗传预估值达 60% 以上，因此，也有证据表明体脂分布受遗传因素控制[31]。

下丘脑调节异常

下丘脑通过控制饱食（饱腹感）、饥饿及食物摄取量，在调节体重方面起着关键作用。有关进食障碍的神经生物学理论关注的是下丘脑-垂体-肾上腺、下丘脑-垂体-性腺和下丘脑-垂体-甲状腺轴的调节失衡以及神经递质、神经肽、内源性阿片类物质、生长激素、胰岛素及瘦素的调节失衡[32]。下丘脑功能变化与食欲改变、情绪障碍和神经内分泌紊乱有关[33]。下丘脑是大脑食欲和饮食的主要控制中心，对大脑和胃肠道分泌的各种兴奋性和抑制性神经递质以及多肽类神经激素较为敏感。下丘脑能接受来自外周饱食部位（如食物通过胃肠道将刺激胃和胰腺分泌和释放多肽类物质）、脂肪细胞产生的瘦素以及大脑中的儿茶酚胺神经递质系统的输入信号[33,34]。

神经递质失调

5-羟色胺

5-羟色胺在餐后饱食感、焦虑、睡眠、情绪、强迫症和冲动控制障碍中起重要作用。5-羟色胺具有抑制食欲的作用，在摄取食物后产生厌食或饱食感[35,36]。降低 5-羟色胺的活性有助于增加食物摄入量和对碳水化合物的需求[35]。5-羟色胺活性的降低可以上调大脑食欲或饱食中枢从而增加了食物的摄入量。阻断突触后 5-羟色胺活性的药物（如氯氮平、米氮平、非典型抗精神病药）可以刺激食欲并可能导致体重增加。

多巴胺

增加多巴胺活性的药物（如阿扑吗啡、多巴胺激动剂、左旋多巴、多巴胺的代谢前体、安非他明、突触前多巴胺释放刺激剂）已被证明具有厌食作用[37]。多巴胺激动剂能加快多巴胺的传输并增加其生理活性，从而导致食欲缺乏和活动增加。多巴胺能药物的中枢神经系统效应发生在大脑皮层、网状激活系统和下丘脑摄食中枢。中脑边缘叶-中脑皮质多巴胺能回路对于行为奖赏和强化很重要，并且与"成瘾"行为有关[37]。多巴胺增强剂如安非他明曾经用于治疗外源性肥胖，但有耐药、成瘾及停药反应。相反的是，多巴胺受体拮抗剂如氯丙嗪和氯氮平则可引起烦躁且往往与体重增加有关。

去甲肾上腺素

由于下丘脑接受去甲肾上腺素能神经通路支配，因此，去甲肾上腺素也参与了进食行为的调节和下丘脑对促甲状腺激素释放激素的分泌、促肾上腺皮质激素释放激素的释放以及促性腺激素分泌的调控[37]，D-安非他明能抑制去甲肾上腺素再摄取、减少饥饿感和食物摄入。瘦素和 β₃-肾上腺素能活性异常与肥胖和糖尿病有关[38]。β₃-肾上腺素能受体参与了瘦素调节能量平衡、脂肪细胞的脂解作用、血清胰岛素水平和摄食有关的反馈回路[39]。具有遗传性肥胖、2 型糖尿病的人群可能存在 β₃-肾上腺素能受体和瘦素的活性、信号或受体异常[38]。人体中 β₃-肾上腺素能受体的遗传变异与严重肥胖和 2 型糖尿病相关。一些肥胖可能是继发于棕色脂肪细胞上 β₃-肾上腺素受体对瘦素介导的交感神经活性的无应答。目前正在研究使用 β₃-肾上腺素能受体激动剂来诱导产热并通过热量控制性饮食来促进减肥[39]。

神经肽和瘦素调节异常

瘦素

瘦素是由脂肪细胞、胃主细胞、骨骼肌和其他器官合成的蛋白质。它作用于下丘脑受体，并被大脑发送传入饱腹信号来调节体脂质量[33,40,41]。瘦素通过减少神经肽 Y（NPY，一种由下丘脑和肠道细胞分泌的强效摄食兴奋剂）活性来减少食物摄取、降低血清葡萄糖和胰岛素水平、增加代谢率以及降低体脂质量和体重[40,42]。瘦素的血清水平与 BMI 和体脂高度相关。与其他激素相似，瘦素的分泌具有昼夜节律和脉冲的特点[38,41,43]。

有学者认为瘦素可以向大脑发出减少进食欲望的信号，但在肥胖患者中不会发生[40]。据推测，一些肥胖患者可能存在部分下丘脑受体抵抗或血-脑屏障转运系统障碍使瘦素无法转运至脑内[33,40,43,44]。与血清瘦素水平相比，一些肥胖患者脑脊液瘦素水平要明显低于预期值，这提示大脑摄入瘦素的功能存在缺陷[33]。其他研究显示，肥胖患者可能会因喂养过度而导致机体对瘦素的调节发生障碍，进而使血清瘦素水平无法相应的增加。这提示，与瘦者相比，肥胖患者缺乏一种使血清瘦素水平随着热量摄入增加而增加从而防止体重增加的保护机制[45]。研究显示，增加血清瘦素的基线水平不能起到减肥的效果[46]。另一个潜在机制是肥胖患者骨骼肌中瘦素受体蛋白表达的降低使机体对增加的血清瘦素水平产生瘦素抵抗[47]。研究发现，瘦素及瘦素相关产品可以促进瘦身，但瘦素抵抗阻碍其临床应用[40,48]。

神经肽和神经激素

下丘脑通过能传递饥饿信号的促进食欲的神经肽和能传递饱食信号的降低食欲的饱食神经肽对食欲进行部分调节。神经肽 Y（NPY）和刺鼠肽基因相关蛋白（AGRP）存在于中枢神经系统中，是食欲的有力刺激因子[49,50]。POMC（pro-opiomelanocortin）是 α-促黑激素（α-MSH）的前体蛋白，可与黑皮质素 3 型受体（MC3R）和黑皮质素 4 型受体（MC4R）结合来抑制食物摄入[34,49]。目前有关 MC4R 的类似物正在研究中，但有研究表明，MC3R 的选择性激动剂并不能抑制摄食[34,49]。

其他一些神经激素信号和多肽物质在食欲调节中也起作用。胃饥饿素是一种在餐前从胃中释放的激素，它通过刺激 NPY 和 AgRP 来增加食欲[49]。胃饥饿素增加的肥胖患者，即使在体重下降后，胃饥饿素水平仍然保持增高的水平，这类肥胖患者的胃饥饿素和 BMI 呈负相关[49]。酪酪肽（肽 YY 或 PYY）和胰多肽（PP）存在于胰腺，在化学上与 NPY 相关，但作用是抑制食欲[49,50]。早期研究发现，PYY 通过鼻内给药减肥效果不好且肥胖患者耐受性差[51]。一项小型的剂量递增研究通过皮下注射两种 PYY（PYY1-36，PYY3-36）发现，使用 PYY3-36 可以降低主观饥饿感和口渴的等级，并增加饱食感的等级[52]。胰淀素是在进食时释放的一种胰腺激素，也是一种厌食激素[49]。已有研究表明，胰淀素干预可减少食物摄入和减轻体重[53]。胰高血糖素样肽-1（GLP-1）是机体在进食时由肠道分泌，有减少食物摄入、抑制胰高血糖素分泌和延缓胃排空[49]的作用。胆囊收缩素（CCK）是在进食时由小肠释放的一种激素，起到进一步抑制摄食的作用[49]。

环境影响及行为因素

尽管遗传因素能使某些个体患有肥胖，但环境的影响也起到一定的作用，因为它能使个体处于能促进能量失衡的生活方式之中，并可能会影响机体的表观遗传因素。现代社会提供了大量廉价及随处可得的高卡路里食物。久坐不动的生活方式导致能量消耗的降低变得越来越普遍，进一步加剧了肥胖的发生。Silventoinen 等对双胞胎和寄养家庭进行研究，结果清楚地表明，环境因素能引起儿童时期 BMI 的变化，但常见环境因素的影响在青春期会消失[25]。这些结果表明遗传因素对成年期肥胖的发病率具有更强影响。

躯体疾病及药物

临床上躯体疾病不常见，但某些躯体疾病可能导致超重和肥胖[6]。遗传综合征如 Prader-Willi 综合征、Bardet-Biedl 综合征、Cohen 综合征、Alström 综合征及 Froehlich 综合征可能是肥胖的主要原因。其他一些肥胖的主要原因包括单基因遗传病如黑皮素-4 受体变异、瘦素和 POMC 缺乏。肥胖的次要原因包括神经系统问题，如大脑损伤、脑肿瘤和下丘脑损伤等。内分泌紊乱也可能是超重和肥胖的次要原因，如多囊卵巢综合征、库欣综合征和生长激素缺乏。由于肥胖与 TSH 升高具有相关性，因此，甲状腺功能减退常被认为是肥胖的次要原因[54]。但是，由于瘦素和黑皮质素能影响 TSH 的释放，其中的原因尚有待进一步研究[54-56]，因此，甲状腺功能减退与肥胖之间的关系较为复杂。引起肥胖的心理因素包括饮食失调和抑郁以及同时出现的暴饮暴食。一些药物与体重增加有关。这些药物包括抗精神病药、类固醇、胰岛素、磺酰脲类、噻唑烷二酮类、一些抗抑郁剂和一些抗惊厥药物[57]。当治疗超重和肥胖时，如果发现有导致体重增加的药物，则应尝试使用可能的替代品。表 36-3 列出了可能导致体重增加的药物清单，以及可能的替代方案。

临床特征

案例 36-1

问题 1：S.B.，48 岁，女性，既往有高血压+睡眠呼吸暂停、骨关节炎、抑郁症。患者幼年时就超重，过去 30 年来尝试过多种节食方法，效果很差，体重极易反弹。身高 168cm，体重 91kg，WC 96cm，日常接受常规体检。患者因对自身体重不满意，在过去 20 多年间尝试过多种节食方式减重，但是收效甚微，且极易反弹。因此，她希望通过药物治疗来减重，现用药包括氢氯噻嗪、美托洛尔、萘普生、帕罗西汀。血压 162/98mmHg，患者因为睡眠呼吸暂停而感到整日疲劳。像 S.B. 这样的患者，如何进行肥胖的诊断和评估？

初始评估

目前指南建议，应对所有患者的体重状况进行评估[6,7]。初始评估包括体格检查和患者访谈，以评价是否存在超重或肥胖以及任何肥胖相关的并发症。对超重或肥胖进行分类的首选方法是计算 BMI。此外，WC 的测定也有助于确定肥胖合并症的风险。然而，对于 BMI 大于 $35kg/m^2$ 的患者，测量 WC 不是必须的，因为它可能升高且不会增加额外的风险信息[7,12]。BMI、WC 和肥胖相关的并发症决定是否需要

启动初始治疗。S.B. 的 BMI 是 $32.2[91kg/(1.68m)^2]$，属于 I 级肥胖。其 WC 大于 88cm，这意味着腹部脂肪会增加其致病率和死亡率。S.B. 还患有高血压、睡眠呼吸暂停和骨性关节炎，这些疾病可能与肥胖有关，需要在她的整体治疗计划中加以考虑。

在患者访谈期间，应获取患者有关饮食习惯和体育锻炼的信息。重要的是建立基线数据，以便在整个治疗过程中注意饮食和运动的变化。成功的减肥包括通过减少热量摄入或增加能量消耗来改变能量平衡。就 S.B. 而言，评估她目前的饮食情况和锻炼情况以确定最合适的生活方式建议将是有益的。在开始治疗前评估患者的"减肥准备工作"或自我激励也很重要。患者的减肥动机是体重管理计划成功或失败的重要预测因素。因此，我们应该评估 S.B. 为实现减肥目标而做出重大生活方式改变的愿望和意愿。

还应对患者进行筛查，了解可能增加肥胖风险的躯体疾病或药物，并在治疗前纠正这些潜在因素。S.B. 既往病史中没有显著诱发肥胖的医源性因素，但应该排除她是否因抑郁而暴饮暴食以及检查甲状腺功能以排除甲状腺功能减退症。尽管肥胖和甲状腺功能障碍之间的因果关系尚待确定，但甲状腺功能减退症是女性的常见病，且可能与体重增加或无法减肥有关。S.B. 目前正在服用帕罗西汀治疗抑郁症，该药可能与体重增加有关[6,58]。S.B. 的医生可能要考虑改用体重增加副作用最小的 SSRI 类药物氟西汀，或者改用能使体重减少的安非他酮（表 36-3）[6,57,58]。

表 36-3

常用药物及其对体重的影响

	降低体重	微弱体重增加或保持不变	增加体重
抗抑郁药	安非他酮	氟西汀，丙咪嗪	TCAs，MAOIs，帕罗西汀，氟伏沙明，文法拉辛，度洛西汀，米氮平
抗精神病药	/	阿立哌唑，喹硫平，齐拉西酮	氯氮平，奥氮平，利培酮
神经系统类药	托吡酯，唑尼沙胺，非氨酯	拉莫三嗪	丙戊酸，加巴喷汀，普瑞巴林，卡马西平，氨己烯酸，锂盐
降糖药	GLP-1 激动剂，二甲双胍，普兰林肽，SGLT-2 抑制剂	DPP-4 抑制剂，α-葡萄糖苷酶抑制剂	胰岛素，磺酰脲类药物（特别是格列本脲），氯茴苯酸类，噻唑烷二酮类药物
降压药	/	ACEIs，ARBs，CCBs，多沙唑嗪	β-肾上腺素能受体阻滞剂（特别是普萘洛尔），α-肾上腺素能受体阻滞剂（哌唑嗪，特拉唑嗪）
避孕药	/	避孕套，口服避孕药	注射避孕针（特别是甲羟孕酮）
抗组胺药	/	第二代	第一代
抗炎药	/	NSAIDs，DMARDs	皮质类固醇

ACEI，血管紧张素转换酶抑制剂；ARB，血管紧张素受体阻滞剂；CCB，钙通道阻滞剂；DMARD，抗风湿药物；DPP-4，二肽基肽酶-4；GLP-1，胰高血糖素样肽-1；MAOI，单胺氧化酶抑制剂；NSAIDs，非甾体抗炎药；SGLT-2，sodium-glucose-linked transporter-2；TCA，三环抗抑郁药

病程与预后

案例 36-1,问题 2:S. B. 主诉她一生都在与体重作斗争。自 20 岁以来,她每年大约增加 2kg。肥胖的典型病程和预后是什么?

肥胖是一种慢性疾病,通常始于儿童或青少年时期,其特点是成年后体重缓慢而稳定地增加。大多数肥胖患者一生都在与减肥和体重反弹做斗争。减肥的生物学反应通过增加胃饥饿素和降低 GLP-1、CCK、瘦素及 PYY 水平导致饥饿感增加,从而促进体重反弹[6,59]。维持体重降低是肥胖长期治疗的关键。S. B. 应该相信肥胖患者与体重反复斗争是很普遍的现象,她需要坚持通过长期改变生活方式来控制肥胖。

并发症

案例 36-1,问题 3:S. B. 知道自己已经患有肥胖相关的高血压、睡眠呼吸暂停综合征和骨关节炎,这些并发症会增加她患病和死亡的风险。如果不减肥或继续增重,她会患有其他肥胖相关并发症的风险。与肥胖相关的其他常见躯体疾病有哪些?减肥对肥胖并发症有什么影响?

肥胖能增加并发症和死亡。肥胖相关的一些疾病通常不会威胁生命,包括皮肤并发症,妇科疾病、骨关节炎、生殖系统并发症,胆结石及其并发症、压力性失禁[2]。其他的肥胖相关疾病对生理功能和病情有着巨大的影响。肥胖与许多重大疾病相关,如 2 型糖尿病、呼吸系统疾病、胆囊疾病、癌症、骨关节炎、心脏病(高血压、中风、充血性心力衰竭和冠心病)、血脂异常和皮肤病(皮肤擦烂和皮肤拉伸),以及妇科和产科并发症(见表 36-2)[60,61]。减肥有助于控制肥胖相关疾病,甚至有助于预防这些疾病的进展。

适度持续的减肥对健康是有益的。体重减轻 2% 至 5% 会使肥胖或超重患者血红蛋白 A1C 降低 0.2% 至 0.3%,而体重减轻 5% 至 10% 导致 A1C 降低 1% 以上[7]。体重减少 5% 使收缩压降低 3mmHg 以及舒张压降低 2mmHg。研究显示,体重减轻 5 至 8kg 可使低密度脂蛋白胆固醇(LDL-C)降低约 5mg/dl,并将高密度脂蛋白胆固醇(HDL)提高 2 至 3mg/dl,而体重减轻 3kg 可使甘油三酯降低 15mg/dl[7]。对 S. B. 来说,减轻体重可以有助于减少或停用降压药物,减轻骨关节炎相关疼痛,减少睡眠呼吸暂停的症状,并降低 BMI 和 WC,从而改善发病和死亡风险。与此同时,其高血压目前尚未得到控制,应根据现行指南积极管理。

管理和治疗

肥胖是一种需要长期治疗的慢性疾病[6,7]。根据患者特定的情况,通常需要多学科的联合治疗,如全科医师专家、膳食学家或营养学专家、药师、心理医生或外科医生。减肥和体重管理的总体目标是减轻体重和防止体重增加,并长期保持。

治疗方案

案例 36-1,问题 4:S. B. 称她从未进行过专业的饮食咨询,并且一直通过限制脂肪摄入来控制饮食。她希望接受减肥治疗。S. B. 减肥的适当目标是什么?初始治疗计划应包括哪些?

对于肥胖(BMI ≥ 30)或超重以及患有肥胖相关并发症或 WC 增加的患者,推荐其进行减肥[7]。减重合适的初始目标是在 6 个月内减少基线体重的 5% 至 10%[7]。设定合适的可实现的减肥目标对减肥成功至关重要;抱有不切实际的期望,奢望更加显著的减肥效果,可能会使患者感到沮丧,并最终使患者放弃所有的减肥努力。S. B. 的适当的减重目标是在 6 个月内减 4.55 到 9.1kg。促进减肥的治疗方法包括生活方式干预和抗肥胖药物。S. B. 咨询过医生关于减肥药物的问题,但是她从来没有尝试过系统的减肥计划。初始治疗计划必须始终包括减少高热量饮食,增加锻炼和改变日常行为。在启动药物治疗之前,以上措施必须尝试维持至少 6 个月。

非药物治疗

案例 36-1,问题 5:S. B. 称她从未进行过专业的饮食咨询,并且一直通过限制脂肪摄入来控制饮食。虽然 S. B. 最近没有在减肥,但是她希望尝试减肥治疗项目,并开始锻炼。什么样的非药物疗法可用于减肥以及预防反弹?

全面的生活方式干预是减肥治疗的基础,包括限制高热量饮食摄入、增加锻炼和改变日常行为。

饮食

减肥期间的饮食提倡限制卡路里的摄入。处于减重期的女性,推荐的卡路里摄入为 1 200 至 1 500kcal/d,而男性为 1 500 至 1 800kcal/d;或者每日少摄入的热量减少 500 至 750kcal 有助于减肥[7]。由于肥胖患者的较高需求,现在有多种类型的减肥方案,饮食和产品,针对具体患者以上疗法可能有效,也可能无效。各种饮食干预措施包括低脂饮食,高蛋白饮食,低碳水化合物饮食,限制碳水化合物饮食,代餐和液体饮食以及地中海饮食已在减肥方面取得了很好的效果[7]。研究表明,无论饮食中宏量营养素的组成如何,减少卡路里的摄入在减重方面是有临床意义的[62]。

锻炼

增加锻炼有助于达到减肥所需的负能量平衡,对防止体重增加至关重要。超重的儿童和成年人应该每日至少进行 30 分钟中等强度的体育锻炼(每日逐步增加几分钟的运动,直到 30 分钟/天)。适度的运动(如每周 4kcal/g)可以改善生理状况[63,64]。

行为疗法

最有效的生活方式干预包括每月经常参加专家(注册营养师、营养顾问、心理学家、运动专家、健康顾问或其他受过培训的专业人员)开展的小组或个人咨询辅导活动(>14)。

想要减肥的人经常会寻求比较流行的减肥项目（例如 Jenny Craig，Weight Watchers），而这些项目在减肥方面确实是有效的。目前的临床试验比较了各种饮食干预方式，结果显示，最有效的饮食干预方式是患者能够长期坚持的饮食方式[62,65]。

总的来说，在专业人员指导下，通过减少饮食中卡路里摄入和加强体育锻炼是减肥和维持体重降低最有效的方法。鉴于肥胖是一种慢性疾病，S. B. 必须选择一种对她最具吸引力的生活方式干预措施，以便她能够长期坚持下去。

药物治疗

案例 36-1，问题 6：6 个月后，医生对 S. B. 进行了随访，她目前体重为 84kg，已经成功减重 7kg。根据其 BMI（29.8kg/m^2）值，她尚处于超重的级别。其抑郁症，骨关节炎，睡眠呼吸暂停和高血压也得到一定的改善（目前的血压值为 142/88mmHg）。S. B. 目前的用药情况为安非他酮，氢氯噻嗪，美托洛尔和对乙酰氨基酚（需要时服用）。尽管其已经达到减重目标并且现在被认为是超重而不是肥胖，但是 S. B. 对于其减肥遇到平台期而感到非常沮丧，希望能够再减少体重。她又咨询医生一些短期的且有助于增加其减肥速度的药物。短期药物治疗是否适合 S. B.？它们的作用机制、效果和潜在的不良反应是什么呢？

如前所述，全面的生活方式干预是减肥管理的基础。虽然大多数患者可以减肥成功，但是却很难坚持，且容易发生体重反弹现象[66]。肥胖是一种慢性终身性疾病，可能需要长期的药物治疗。对于 BMI≥30kg/m^2 且没有危险因素的患者或 BMI≥27kg/m^2 伴有肥胖相关并发症如高血压、血脂异常、2 型糖尿病和阻塞性睡眠呼吸暂停的患者才考虑采用药物治疗（见表 36-2）[6]。药物不应被视为饮食和行为方式改变以及体育锻炼的替代品，而应该作为一种辅助治疗措施。目前，市场上的减肥药主要通过抑制食欲或降低脂肪吸收来减轻体重[67]。

S. B. 的 BMI 为 29.8 而且伴有肥胖相关并发症（高血压、睡眠呼吸暂停），所以可以采用药物治疗。必须基于 S. B. 目前的用药情况和并存疾病情况选择最适合她的药物。

短期治疗方案

肥胖是一种慢性疾病，因此，短期治疗很难产生有意义的临床疗效。美国食品药品管理局（FDA）批准了几种可短期（<12 周）使用的减肥药，其中包括芬特明，安非拉酮，苯甲曲秦和苄非他明，均为拟交感神经药，有抑制食欲的作用[68,69]。以上这些药物中，芬特明是最常开具的处方药，且经常被超说明书用药用来长期肥胖治疗[68]。

芬特明被批准用于 16 岁以上患者减肥的辅助治疗，使用方法为早餐后 2 小时服用 18.75 至 37.5mg。也可以每日服用 2 次，每次 18.75mg[70]。芬特明最常见不良反应是失眠和口干[68]。此外，芬特明还有可能发生心血管相关不良事件，曾经有过肺动脉高压的病例报道，因此在心血管疾病和高血压患者中是禁忌的[71,72]。芬特明有被滥用的可能，作为一种管制药品（附表 IV），进一步限制了它作为减肥药物的使用[69]。

与芬特明类似，安非拉酮、苯甲曲秦和苄非他明也有食欲抑制的作用，但是应用比较少[68]。不良反应和禁忌证也与芬特明相似[68,69]。这些药物的被滥用可能性很高，安非拉酮被归类为附表 IV 药物，苯甲曲秦和苄非他明被归类为附表 III 药物[69]。基于批准的短期使用方案，不良事件以及滥用的可能性，不应该推荐以上药物用于减肥治疗。

S. B. 的医生不应该给其开具短期的减肥药，因为，短期的减肥药可能会升高她的血压。此外，短期药物也不能为 S. B 的慢性疾病提供必要的长期治疗。

案例 36-1，问题 7：S. B. 意识到她的肥胖是一种慢性疾病，询问有关减肥的长期药物。哪些药物可用于肥胖的长期治疗（表 36-4）？

表 36-4
肥胖治疗药物

通用名	商品名	用法用量
奥利司他	Xenical	120mg PO TID
	Alli	60mg PO TID
芬特明/托吡酯	Qsymia	3.75/23mg PO QAM ×14 日；之后 7.5/46mg PO QAM ×12 周，之后评估体重是否减轻。若体重减轻<3%，剂量可增加至 11.25/69mg QAM×14 日，之后 15/92mg QAM
氯卡色林	Belviq	10mg PO BID
纳曲酮/安非他酮	Contrave	8/90mg PO QAM ×1 周，之后 8/90mg BID ×1 周，之后 16/180mg QAM 和 8/90mg QPM，之后 16/180mg BID
利拉鲁肽	Saxenda	0.6mg/d SC ×1 周，每周增加 0.6mg 直至达到 3mg/d 的治疗量
盐酸芬特明[a]	Adipex-P	TID；30~37.5mg QAM

[a] 不推荐日常或长期使用。

BID，每日 2 次；PO，口服；QAM：每日早上；QPM，每日晚上；SC，皮下注射；TID，每日 3 次

长期治疗方案

奥利司他

奥利司他（Xenical，Alli）获 FDA 批准用于长期肥胖管理，作为生活方式改变的辅助治疗手段[73]。奥利司他（120mg）最初上市时的商品名为 Xenical。2007 年 2 月 FDA 批准了奥利司他 60mg 规格的 OTC，商品名为 Alli[74]。奥利司他通过抑制胃肠道（胃和胰腺）脂肪酶活性来减少膳食脂肪的吸收[75,76]。胃和胰腺的脂肪酶是消化膳食脂肪（甘油三酯）的关键酶。通过抑制这些脂肪酶，奥利司他可以阻断甘油三酯的水解和吸收[73,77]，导致大约 30% 的摄入脂肪经粪便排泄[68]。奥利司他无食欲抑制作用，无中枢神经系统损害，无全身吸收[76]。给药后 24～48 小时，奥利司他在胃和小肠中发挥治疗活性。

一项 Meta 分析结果显示，与安慰剂相比，奥利司他可使患者的平均体重减少 2.9kg 或 2.9%[78]。此外，一项为期 4 年的前瞻性、双盲、随机研究（XENDOS）发现，在超过 3 300 名高危肥胖患者中，奥利司他联合生活方式改变的方案与 2 型糖尿病风险降低 37.3% 相关[79]。另外，奥利司他还与血压以及代谢指标（例如空腹血清脂质谱和 C-反应蛋白）的改善有关[78,80,81]。

奥利司他最常见的不良反应有胃肠道反应（稀便、油性斑点、胃肠排气增多、大便紧急感、脂肪性大便、脂肪泻、大便次数增多和大便失禁、腹胀、痉挛）[82]。最常见的非胃肠道不良反应为头痛（6%）。不良反应通常发生在治疗初期并持续 1 至 4 周，但偶尔持续超过 6 个月。由于高脂饮食会加重胃肠道不良反应，因此，奥利司他可能会增加患者对低脂饮食的依从性。持续存在的不良反应与患者中途放弃奥利司他治疗有关，因此患者预后存在差异。罕有使用奥利司他引起草酸盐相关急性肾损伤和肝损伤的报道[83,84]。

奥利司他可能会减少脂溶性维生素（A、D、E 和 K）的吸收，患者在服用时应该摄入含有这些维生素的复合维生素补充剂[82]。复合维生素补充剂应在服用奥利司他前或服药后至少 2 小时服用一次，如睡前服用。奥利司他可降低维生素 K 的吸收，因而有可能增加华法林的出血风险。维生素 D 的吸收减少可能导致代谢性骨病，因此，可能需要补充高剂量的维生素 D[85]。奥利司他还可以减少脂溶性药物的吸收，包括胺碘酮、环孢素、拉莫三嗪和丙戊酸[76,86]。奥利司他禁用于妊娠期，慢性吸收不良综合征或胆汁淤积症患者[73]。

芬特明/托吡酯缓释剂

芬特明/托吡酯缓释剂（Qsymia）是 FDA 批准的用于肥胖长期管理的复方制剂，作为生活方式改变的辅助治疗药物[87]。芬特明是一种拟交感神经药，通过增加中枢神经系统去甲肾上腺素的浓度起到抑制食欲的作用[88]。托吡酯是第二代抗癫痫药，也被批准用于治疗偏头痛，是 γ-氨基丁酸（GABA_A）受体的激动剂和非 N-甲基-D-天冬氨酸（NMDA）谷氨酸受体的拮抗剂[89]。托吡酯的减肥机制尚不清楚，但可能与直接作用于脂肪组织有关[90]。

初始治疗剂量为每日 3.75mg 芬特明和 23mg 托吡酯，维持 14 日，之后维持剂量增加至每日 7.5mg 芬特明和 46mg 托吡酯。如果患者在维持剂量治疗 12 周后体重减轻 <3%，则应该停止使用或者剂量逐渐增加至每日 15mg 芬特明和 92mg 托吡酯。再继续治疗 12 周后，如果患者体重减轻<5%，则应停止使用该药[87]。

芬特明/托吡酯缓释剂的疗效已在两项 3 期临床试验（CONQUER，EQUIP）和一项扩增试验（SEQUEL-CONQUER 试验的延伸）中得到证实[91,92]。使用芬特明/托吡酯缓释剂（7.5/46mg）1 年能使患者的基线体重降低 7.8%，2 年则降低 9.3%[91,93]。使用芬特明/托吡酯缓释剂（15/92mg）1 年和 2 年分别能使患者的基线体重降低 9.8% 和 10.5%[91,93]。使用芬特明/托吡酯缓释剂（15/92mg）也可改善心脏代谢参数[91,92]。服用芬特明/托吡酯缓释剂 ≥7.5/46mg 的患者也可延缓其 2 型糖尿病的进展[93]。

芬特明/托吡酯缓释剂最常见的不良反应包括感觉异常，头晕，味觉障碍，失眠，便秘和口干[87]。托吡酯与先天畸形的发生有关，尤其是妊娠前三个月期间服用可增加婴儿发生唇腭裂的风险，因此，FDA 通过风险评估和减低策略（risk evaluation and mitigation strategy，REMS）来批准芬特明/托吡酯缓释剂的应用。REMS 的目的是告知医生和患者使用芬特明/托吡酯缓释剂具有致先天畸形的风险，服药期间避孕的重要性，以及患者在服药期间如果怀孕则需要立即停止用药[94]。芬特明/托吡酯缓释剂在妊娠期、青光眼、甲状腺功能亢进、过去 14 日内使用过单胺氧化酶抑制剂和对拟交感神经胺过敏的患者中禁用[87]。

氯卡色林

氯卡色林（Belviq）获 FDA 批准用于长期肥胖管理，作为生活方式改变的辅助治疗手段[95]。氯卡色林是一种选择性 5-羟色胺 2C（5-HT2C）受体激动剂，可通过激活下丘脑 5-HT2C 受体来促进饱腹感[96,97]。氯卡色林规格为 10mg 的片剂，用法为每日 2 次，每次 10mg。如果患者在服用维持剂量 12 周后体重减轻<5%，应停止使用该药[95]。

氯卡色林的临床疗效已在三项 III 期临床试验（BLOOM、BLOSSOM 和 BLOOM-DM）中得到证实[98-100]。服用氯卡色林 1 年和 2 年能使患者的基线体重分别降低 5.8% 和 7.2%[98,99]。使用氯卡色林可显著改善血脂和血糖参数，包括降低空腹血糖和 HbA1c 水平[98,100]。

在非糖尿病患者中，氯卡色林最常见的不良反应包括头痛，头晕，疲劳，恶心，口干以及便秘。在糖尿病患者中，氯卡色林最常见的不良反应是低血糖、头痛、背痛、咳嗽和疲劳[95]。过去由于心脏不良事件，非选择性 5-羟色胺激动剂（芬氟拉明和右芬氟拉明）从市场撤出，其中最显著的不良事件是瓣膜病变[98,101]。基于此，FDA 要求提交氯卡色林瓣膜病变发生率的数据；对前面提到的三个临床试验汇总分析发现，超声心动图结果显示氯卡色林和安慰剂组的瓣膜病变发生率相似[102]。罕有报道的副作用包括阴茎异常勃起，高泌乳素血症，认知障碍，幻觉和精神分裂症。

鉴于氯卡色林的 5-羟色胺能活性，建议避免使用其他

5-羟色胺类药物,如 SNRIs、MAOIs 和曲坦类[95]。氯卡色林是肝药酶 CYP2D6 的抑制剂,应谨慎合用经该酶代谢的药物。氯卡色林与右美沙芬联合使用时应特别注意,因为右美沙芬不仅经 CYP 2D6 代谢,且可能具有 5-羟色胺能活性。妊娠期禁止使用氯卡色林[95]。

纳曲酮/安非他酮

纳曲酮/安非他酮(Contrave)是 FDA 批准的用于肥胖长期管理的复方制剂,作为生活方式改变的辅助治疗药物[103]。安非他酮是一种抑制多巴胺和去甲肾上腺素再摄取的抗抑郁药,当用于治疗抑郁症和戒烟时,具有减肥的副作用[104]。目前认为安非他酮是通过刺激下丘脑促阿黑皮素原神经元引起食欲抑制从而达到减肥的效果[105]。纳曲酮是一种阿片受体拮抗剂,通过阻断分布在这些相同的促阿黑皮素原神经元上的阿片受体来加强食欲抑制[104]。市售的纳曲酮/安非他酮为 8/90mg 规格的复方制剂。纳曲酮/安非他酮的初始剂量为每日早晨服用 1 片,4 周内逐渐增加至每日2 次,每次 2 片的剂量,日剂量为 32/360mg[21]。如果患者使用维持剂量治疗 12 周后体重减少<5%,则应停止用药[103]。

纳曲酮/安非他酮的临床疗效已在四项为期 1 年的安慰剂对照Ⅲ期临床试验(COR-I、COR-II、COR-BMOD 和 COR-Diabetes)中得到证实[103]。纳曲酮/安非他酮(32/360mg)可使患者基线体重降低 6.1%~6.4%[106,107]。当与强化行为改变相结合时,服用纳曲酮/安非他酮(32/360mg)的患者基线体重降低了 9.3%[104]。使用纳曲酮/安非他酮也可改善患者心脏代谢参数,包括降低 HbA1c 水平[104,107,108]。

纳曲酮/安非他酮最常见的不良反应为恶心、便秘、头痛、呕吐、头晕、失眠、口干和腹泻[103]。在Ⅲ期临床试验中观察到纳曲酮/安非他酮能使患者血压和心率略有升高,因此,在使用纳曲酮/安非他酮治疗期间应监测这些参数[103,109]。纳曲酮有关于自杀念头和行为的黑框警告,尽管在Ⅲ期临床试验中发生率跟安慰剂组相比没有显著差异[103,109]。安非他酮是肝药酶 CYP2D6 的抑制剂,应谨慎合用经该酶代谢的药物[103]。纳曲酮/安非他酮在以下情况中禁止使用:妊娠期,未控制的高血压,癫痫,神经性厌食症或贪食症,突然停用酒精,苯二氮䓬类药物,巴比妥类药物或抗癫痫药物,长期使用阿片类药物,在过去 14 日内使用过 MAOI,以及目前正在服用其他含安非他酮的产品[103]。

利拉鲁肽

利拉鲁肽(Saxenda)是一种注射剂药物。FDA 批准利拉鲁肽用于肥胖的长期管理,作为生活方式改变的辅助治疗药物[110]。利拉鲁肽治疗肥胖的剂量滴定至 3mg/d。另外,市场上利拉鲁肽还有另一个品牌叫 Victoza,每日 1.8mg Victoza 可用于 2 型糖尿病的治疗[111,112]。利拉鲁肽是胰高血糖素样肽-1(GLP-1)受体激动剂,该受体激活后通过中枢神经系统起作用以促进饱腹感,从而减少食物摄入[110,113]。如果患者使用利拉鲁肽 16 周后,体重减轻<4%,则应停止使用[110]。

利拉鲁肽对于肥胖的临床疗效已在 3 项Ⅲ期临床试验(SCALE Maintenance,SCALE Obesity and Pre-Diabetes 和 SCALE Diabetes)中得到证实[114-116],其中 SCALE Diabetes 试验结果尚未发表。SCALE Maintenance 试验结果显示,治疗 12 周后,利拉鲁肽使患者基线体重减轻较安慰剂高出6.0%[114]。SCALE Obesity and Pre-Diabetes 试验结果和迄今为止 SCALE Diabetes 试验数据表明,在治疗 56 周结束时,利拉鲁肽组基线体重降低量比安慰剂组高 3.9%~5.4%[115,116]。利拉鲁肽可显著改善 HbA1c,空腹血糖和空腹胰岛素的水平[110,115]。

利拉鲁肽最常见的不良反应为恶心、低血糖、腹泻、便秘、呕吐、头痛、食欲减退、消化不良、疲劳、头晕、腹痛和脂肪酶升高。为减少胃肠道不良反应的发生率,利拉鲁肽的初始给药剂量为 0.6mg/d,并在 5 周内滴定至 3mg/d 的有效剂量[110]。由于利拉鲁肽可增加甲状腺髓样癌和急性胰腺炎的发生风险,因此,利拉鲁肽也被纳入到 REMS 项目中,以确保从业者了解其风险[117]。利拉鲁肽禁止用于妊娠期患者,对利拉鲁肽或其任何成分过敏的患者,以及具有甲状腺髓样癌个人或家族史或 2 型多发性内分泌肿瘤综合征个人或家族史的患者。

研究中的新药

最近几种尚在研究中的新药在减肥药物疗法中显示出良好的前景。一项为期 24 周的 IIb 期临床试验中,安非他酮/唑尼沙胺缓释剂组患者的基线体重降低了 9.9%,而安慰剂组仅降低了 1.7%[118]。与纳曲酮/安非他酮非常相似,这种复方制剂通过双重机制发挥作用:安非他酮刺激下丘脑中的促阿黑皮素原神经元,而唑尼沙胺则通过抑制刺激食欲的神经通路起协同作用[118]。该复方制剂最常见的不良事件是头痛,失眠和恶心[118]。

新利司他是一种脂肪酶抑制剂,其作用与奥利司他相似,但是耐受性更好[119,120]。一项为期 12 周的Ⅱ期临床试验结果显示,对于肥胖的糖尿病患者,新利司他 120mg/d,每日 3 次,可使体重平均减轻 4.32kg[120]。新利司他最常见的不良事件为轻,中度的胃肠道副作用[54,120]。

特索芬辛是去甲肾上腺素、多巴胺和 5-羟色胺再摄取抑制剂,在最初用于治疗神经退行性疾病时,发现可使肥胖的帕金森氏症或阿尔茨海默病患者体重减轻[121,122]。早期的一些研究评估了特索芬辛联合热量限制对减肥的效果,结果显示,治疗 24 周后基线体重降低高达 10.6%,并且体重下降呈剂量依赖性。特索芬辛不良反应有恶心、便秘、腹泻、失眠和口干[125]。

目前认为牛磺熊去氧胆酸也是减肥剂,其主要通过增加对瘦素(一种抑制食欲的激素)的敏感性而导致体重下降[57,123]。然而,目前尚缺乏临床数据。

选择最合适的减肥药物取决于患者的具体情况,包括其他并存疾病、合并用药、不良反应、患者偏好和成本。S. B. 应避免使用可能会升高其血压的药物,因此,S. B. 不应该服用芬特明/托吡酯和纳曲酮/安非他酮。另外,S. B. 目前服用安非他酮,这和纳曲酮/安非他酮用药治疗发生了重复,会和氯卡色林一起导致 5-羟色胺综合征。S. B. 可以选择的药物只有奥利司他和利拉鲁肽,以上两个药物对其血压以及合并用药（安非他酮）无影响。S.B. 选择最合适的药物要基于她的个人喜好，包括生活方式（奥利司他有较多的胃肠道副作用且会限制脂肪摄入量以及每日需多次给药）或利拉鲁肽给药的皮下注射路径。

案例 36-1，问题 8：S.B. 在使用奥利司他治疗 6 个月后体重降低 8kg，又 6 个月之后，她的减重速度开始逐渐变慢，并反弹 2kg，相当于 1 年间减重 6kg。S.B. 目前的体重使 78kg，BMI 降低到 27.6kg/m^2，但是她对于体重的反弹感到很沮丧，因此，她咨询了有关能减肥的膳食补充剂。我们应该建议 S.B. 选择什么类型的膳食补充剂？（表 36-5）

目前市场有各种各样具有减肥功效的膳食补充剂。有关这些产品有效性的可靠证据是有限的，且缺乏安全性数据。现有的临床数据不支持使用这些产品，因此，不建议 S.B. 使用膳食补充剂来减轻体重。

案例 36-1，问题 9：S.B. 的医疗保险发生变化，不再能够继续使用奥利司他，体重慢慢发生了反弹。停药 2 年后，S.B. 体重反弹了 7kg。她目前的体重是 85kg，BMI 是 30.1kg/m^2。尽管她遵医嘱采取了全面的生活方式干预措施，但是体重仍然发生了反弹，这让 S.B. 感到很沮丧。S.B. 询问医生她的这种情况是否正常，以及是否有其他的减肥措施可供选择？

S.B. 这种在停用奥利司他后体重发生反弹的现象是很具代表性。交叉设计试验结果表明，使用减肥药所达到的减肥效果在中断用药后很难维持[6]。由于肥胖的基本病理学并未发生改变，停止使用减肥药物会出现预期的体重反弹。

表 36-5

减肥的膳食补充剂

膳食补充剂	可能机制	临床数据	副作用及安全性
壳聚糖	纤维素型多糖与膳食脂肪结合并阻止其吸收	Meta 分析（14 项试验）显示与安慰剂组相比，平均体重多减轻 1.7kg；疗程超过 4 周的情况下，平均体重多减轻 0.8kg	常见胃肠道不良反应（便秘，腹泻，痉挛，腹胀，恶心，胃灼热）贝类过敏患者避免使用
咖啡因	通过抑制 cAMP 的分解来增加产热	一些临床试验表明，当与麻黄（不再使用）一起使用时，可使体重短期减轻	常见副作用：失眠，烦躁，心动过速，焦虑
绿茶	茶多酚和咖啡因协同作用以减少脂肪吸收，减少脂肪生成并引起产热	几项临床试验表明可使体重减轻达 2kg	见咖啡因 有肝毒性的报道
瓜拉纳（巴西可可）	见咖啡因（种子中含有 2.5%~7% 的咖啡因）	见咖啡因	见咖啡因
巴拉圭茶（巴拉圭冬青）	见咖啡因	见咖啡因	见咖啡因 热饮可能会增加食道癌的发生风险
酸橙（苦橙、塞维利亚橙、酸橙）	含有辛弗林（结构上与肾上腺素相似）	单独使用时没有临床证据；有限的数据表明，当与咖啡因和圣约翰草合用时，体重减轻效果很小（不到 1kg）	心血管事件（心率增加，血压升高）有发生心绞痛，QT 间期增加，癫痫发作和缺血性结肠炎的报道 由于抑制肠道 CYP3A4 酶，因此存在潜在的药物相互作用
羟基柠檬酸（藤黄，藤黄果）	理论上抑制脂质的产生	无证据	有肝毒性，横纹肌溶解症（避免服用他汀类药物）的报道 可能抑制血小板聚集
葡甘露聚糖（魔芋）	纤维多糖可能与纤维类似（促进/延长饱腹感）	有限的数据支持其有极小的减重效果（1~2kg）	胃肠道不良反应（恶心，腹胀，痉挛）
仙人掌	未知，报道称是食欲抑制剂	无临床试验支持其使用	未知

cAMP，环磷酸腺苷

治疗肥胖的医疗器械

最近,FDA 批准了一种名为 vBloc Maestro Rechargeable System 的装置,是过去 5 年内至少有过 1 次实施监督重量管理程序失败经历的极度肥胖患者(BMI≥40 或 ≥35kg/m² 且具有并发症)的治疗选择[124]。该装置通过外科手术植入腹部,可在植入部位发出间歇性电脉冲来阻断迷走神经的信号传导[124,125]。在最近的一项随机,双盲,安慰剂对照临床试验中,vBloc 系统可使患者基线体重降低 9.2%,而安慰剂组仅降低 6.0%[126]。该装置最常见的不良事件为胃灼热,消化不良和腹痛[126]。

S. B. 当前的 BMI 为 30.1kg/m²,并未达到使用 vBloc 装置的最低条件,因此,她目前无使用 vBloc 装置的适应证。为了维持减重的状态,S. B. 必须继续接受长期的药物治疗。

案例 36-1,问题 10:3 年后 S. B. 来看医生,此时她的体重又增加了 16kg,目前的 BMI 为 35.4kg/m²。S. B. 称在她完成行为改变项目后,还是无法通过饮食和运动疗法保持体重。实验室检查结果如下:

血压:154/92mmHg

空腹血糖:162mg/dl

甘油三酯:354mg/L

总胆固醇:227mg/dl

高密度脂蛋白胆固醇:35mg/dl

低密度脂蛋白胆固醇:182mg/dl

S. B. 要求转诊到肥胖诊所进行减肥手术评估。S. B. 是否具有实施减肥手术的适应证? 手术又会怎样影响其术后的药物治疗呢?

手术

对于极度肥胖(BMI≥40 或 ≥35kg/m² 且具有并发症)患者,若单独采用生活方式改变或联合药物辅助治疗对减肥无效,手术可能是一种治疗选择[7,127]。对于严重肥胖的患者(超出正常体重>100%),最有效的治疗方法是胃减容手术。减肥外科手术是减少胃肠通道的吸收表面积从而导致吸收障碍或者减少胃容量从而让患者在少量进食后就有饱腹感。手术操作方式包括胃捆绑术、垂直捆绑胃成形术、Roux-en-Y 胃旁路术和胆胰分流术;尽管各种操作方式体重减轻的程度和并发症可能不同,但均具有一定的临床疗效[128]。与胃成形术相比,胃旁路术减肥效果更佳[129]。此外,与开放手术相比,腹腔镜手术可能会减少术后并发症和住院时间[128]。

减肥手术的死亡率估计为 0.3% 至 1.9%,而减肥手术量大的单位使患者具有更好的预后[67]。减肥手术的并发症包括恶心、胃溃疡、狭窄、贫血和胆石症。术后注意事项主要包括:仔细评估用餐份量及食物成分,定时用餐,尤其是在刚刚做完手术后。应该让患者意识到,他们将无法恢复以往正常的饮食习惯,并应适当地教育他们改变生活方式,以保持减重状态。另外,手术后药物和必需营养素的摄入也是考虑的重要方面。药物如非甾体抗炎药、水杨酸盐、双磷酸盐可能会导致溃疡。由于胃的大小会发生改变,缓释药物可能很难被吸收。药物应该用液体形式或其他途径给予,经皮途径给药时应仔细考虑术后体表面积改变所需的合适剂量。

虽然根据 S. B. 的 BMI(35.4kg/m²)及其肥胖合并症(高血压和睡眠呼吸暂停),她有减肥手术的适应证,不过她也可以考虑药物替代治疗方案。S. B. 的空腹血糖水平升高,说明她可能患有 2 型糖尿病。利拉鲁肽是一种治疗选择,既可以降低血糖又可以显著减轻体重。

(李晓宇 陈灿 译,吴国豪 校,吕迁洲 审)

参考文献

1. WHO obesity and overweight. http://www.who.int/mediacentre/factsheets/fs311/en/. Accessed July 24, 2015.
2. Mechanick J et al. American association of clinical endocrinologists' position statement on obesity and obesity medicine. *Endocr Pract*. 2012;18:642–648.
3. Ogden CL et al. Prevalence of childhood and adult obesity in the United States, 2011–2012. *JAMA*. 2014;311(8):806–814.
4. Ng M et al. Global, regional, and national prevalence of overweight and obesity in children and adults during 1980–2013: a systematic analysis for the global burden of disease study 2013. *Lancet*. 2014;384(9945):766–781.
5. Hammond RA, Levine R. The economic impact of obesity in the United States. *Diabetes Metab Syndr Obes*. 2010;3:285–295.
6. Apovian CM et al. Pharmacological management of obesity: An endocrine society clinical practice guideline. *J Clin Endocrinol Metab*. 2015;100(2):342–362.
7. Jensen MD et al. 2013 AHA/ACC/TOS guideline for the management of overweight and obesity in adults: a report of the american college of cardiology/American heart association task force on practice guidelines and the obesity society. *J Am Coll Cardiol*. 2014;63(25_PA):2985–3023.
8. Bhaskaran K et al. Body-mass index and risk of 22 specific cancers: a population-based cohort study of 5 24 million UK adults. *Lancet*. 2014;384(9945):755–765.
9. Deurenberg P et al. Asians are different from Caucasians and from each other in their body mass index/body fat per cent relationship. *Obes Rev*. 2002;3(3):141–146.
10. Janssen I et al. Body mass index, waist circumference, and health risk: evidence in support of current national institutes of health guidelines. *Arch Intern Med*. 2002;162(18):2074–2079.
11. Canoy D et al. Body fat distribution and risk of coronary heart disease in men and women in the European prospective investigation into cancer and nutrition in Norfolk cohort: a population-based prospective study. *Circulation*. 2007;116(25):2933–2943.
12. Ko GT, Tang JS. Waist circumference and BMI cut-off based on 10-year cardiovascular risk: evidence for "Central Pre-Obesity". *Obesity*. 2007;15(11):2832–2839.
13. Cerhan JR et al. A pooled analysis of waist circumference and mortality in 650,000 adults. *Mayo Clin Proc*. 2014;89(3):335–345.
14. Guo SS et al. Predicting overweight and obesity in adulthood from body mass index values in childhood and adolescence. *Am J Clin Nutr*. 2002;76(3):653–658.
15. Reilly J, Kelly J. Long-term impact of overweight and obesity in childhood and adolescence on morbidity and premature mortality in adulthood: systematic review. *Int J Obes*. 2011;35(7):891–898.
16. Wright SM, Aronne LJ. Causes of obesity. *Abdom Imaging*. 2012;37(5):730–732.
17. Taheri S. The link between short sleep duration and obesity: we should recommend more sleep to prevent obesity. *Arch Dis Child*. 2006;91(11):881–884.
18. Cappuccio FP et al. Meta-analysis of short sleep duration and obesity in children and adults. *Sleep*. 2008;31(5):619–626.
19. Reilly JJ et al. Early life risk factors for obesity in childhood: Cohort study. *BMJ*. 2005;330(7504):1357.
20. Moraes W et al. Association between body mass index and sleep duration assessed by objective methods in a representative sample of the adult population. *Sleep Med*. 2013;14(4):312–318.
21. Taheri S et al. Short sleep duration is associated with reduced leptin, elevated ghrelin, and increased body mass index. *PLoS Med*. 2004;1(3):210.
22. Ajslev T et al. Childhood overweight after establishment of the gut microbiota: the role of delivery mode, pre-pregnancy weight and early administration of antibiotics. *Int J Obes (Lond)*. 2011;35(4):522–529.
23. Bailey LC et al. Association of antibiotics in infancy with early childhood obesity. *JAMA Pediatr*. 2014;168(11):1063–1069.

24. Yang W et al. Genetic epidemiology of obesity. *Epidemiol Rev*. 2007;29:49–61.

25. Silventoinen K et al. The genetic and environmental influences on childhood obesity: a systematic review of twin and adoption studies. *Int J Obes*. 2010;34(1):29–40.

26. Wardle J et al. Evidence for a strong genetic influence on childhood adiposity despite the force of the obesogenic environment. *Am J Clin Nutr*. 2008;87(2):398–404.

27. Bouchard C. Childhood obesity: are genetic differences involved? *Am J Clin Nutr*. 2009;89(5):1494S–1501S.

28. Segal N et al. Genetic and environmental contributions to body mass index: comparative analysis of monozygotic twins, dizygotic twins and same-age unrelated siblings. *Int J Obes (Lond)*. 2009;33(1):37–41.

29. Ortega-Alonso A et al. Genetic influences on adult body mass index followed over 29 years and their effects on late-life mobility: a study of twin sisters. *J Epidemiol Community Health*. 2009;63(8):651–658.

30. Guo Y et al. Gene-centric meta-analyses of 108 912 individuals confirm known body mass index loci and reveal three novel signals. *Hum Mol Genet*. 2013;22(1):184–201.

31. Schleinitz D et al. The genetics of fat distribution. *Diabetologia*. 2014;57(7):1276–1286.

32. Licinio J et al. The hypothalamic-pituitary-adrenal axis in anorexia nervosa. *Psychiatry Res*. 1996;62(1):75–83.

33. Gurevich-Panigrahi T et al. Obesity: pathophysiology and clinical management. *Curr Med Chem*. 2009;16(4):506–521.

34. Valassi E et al. Neuroendocrine control of food intake. *Nutr Metab Cardiovasc Dis*. 2008;18(2):158–168.

35. Jimerson DC, Wolfe BE. Neuropeptides in eating disorders. *CNS Spectr*. 2004;9(07):516–522.

36. Blundell JE, Halford JC. Serotonin and appetite regulation. *CNS Drugs*. 1998;9(6):473–495.

37. Gorwood P et al. Genetics and anorexia nervosa: a review of candidate genes. *Psychiatr Genet*. 1998;8(1):1–12.

38. Sinha MK, Caro JF. Clinical aspects of leptin. *Vitam Horm*. 1998;54:1–30.

39. Sawa M, Harada H. Recent developments in the design of orally bioavailable β3-adrenergic receptor agonists. *Curr Med Chem*. 2006;13(1):25–37.

40. Ferron F et al. Serum leptin concentrations in patients with anorexia nervosa, bulimia nervosa and non-specific eating disorders correlate with the body mass index but are independent of the respective disease. *Clin Endocrinol (Oxf)*. 1997;46(3):289–293.

41. Houseknecht KL et al. The biology of leptin: a review. *J Anim Sci*. 1998;76(5):1405–1420.

42. Campfield LA et al. Strategies and potential molecular targets for obesity treatment. *Science*. 1998;280(5368):1383–1387.

43. Considine RV et al. Serum immunoreactive-leptin concentrations in normal-weight and obese humans. *N Engl J Med*. 1996;334(5):292–295.

44. Flier JS, Maratos-Flier E. Obesity and the hypothalamus: novel peptides for new pathways. *Cell*. 1998;92(4):437–440.

45. Cooper JA et al. Serum leptin levels in obese males during over-and under-feeding. *Obesity*. 2009;17(12):2149–2154.

46. Crujeiras AB et al. Weight regain after a diet-induced loss is predicted by higher baseline leptin and lower ghrelin plasma levels. *J Clin Endocrinol Metab*. 2010;95(11):5037–5044.

47. Fuentes T et al. Leptin receptor 170 kDa (OB-R170) protein expression is reduced in obese human skeletal muscle: a potential mechanism of leptin resistance. *Exp Physiol*. 2010;95(1):160–171.

48. Heymsfield SB et al. Recombinant leptin for weight loss in obese and lean adults: a randomized, controlled, dose-escalation trial. *JAMA*. 1999;282(16):1568–1575.

49. Suzuki K et al. Obesity and appetite control. *Exp Diabetes Res*. 2012;2012:824305.

50. Zhang Y et al. Obesity: pathophysiology and intervention. *Nutrients*. 2014;6(11):5153–5183.

51. Gantz I et al. Efficacy and safety of intranasal peptide YY3–36 for weight reduction in obese adults. *J Clin Endocrinol Metab*. 2007;92(5):1754–1757.

52. Sloth B et al. Effect of subcutaneous injections of PYY1-36 and PYY3-36 on appetite, ad libitum energy intake, and plasma free fatty acid concentration in obese males. *Am J Physiol Endocrinol Metab*. 2007;293(2):E604–E609.

53. Smith SR et al. Sustained weight loss following 12-month pramlintide treatment as an adjunct to lifestyle intervention in obesity. *Diabetes Care*. 2008;31(9):1816–1823.

54. Reinehr T. Obesity and thyroid function. *Mol Cell Endocrinol*. 2010;316(2):165–171.

55. Verma A et al. Hypothyroidism and obesity cause or effect? *Saudi Med J*. 2008;29(8):1135–1138.

56. Krotkiewski M. Thyroid hormones in the pathogenesis and treatment of obesity. *Eur J Pharmacol*. 2002;440(2):85–98.

57. Domecq JP et al. Drugs commonly associated with weight change: a systematic review and meta-analysis. *J Clin Endocrinol Metab*. 2015;100(2):363–370.

58. Fava M et al. Fluoxetine versus sertraline and paroxetine in major depressive disorder: changes in weight with long-term treatment. *J Clin Psychiatry*. 2000;61(11):863–867.

59. Sumithran P et al. Long-term persistence of hormonal adaptations to weight loss. *N Engl J Med*. 2011;365(17):1597–1604.

60. Malnick SD, Knobler H. The medical complications of obesity. *QJM*. 2006;99(9):565–579.

61. Hidalgo LG. Dermatological complications of obesity. *Am J Clin Dermatol*. 2002;3(7):497–506.

62. Sacks FM et al. Comparison of weight-loss diets with different compositions of fat, protein, and carbohydrates. *N Engl J Med*. 2009;360(9):859–873.

63. Church TS et al. Effects of different doses of physical activity on cardiorespiratory fitness among sedentary, overweight or obese postmenopausal women with elevated blood pressure: a randomized controlled trial. *JAMA*. 2007;297(19):2081–2091.

64. Dansinger ML et al. Comparison of the atkins, ornish, weight watchers, and zone diets for weight loss and heart disease risk reduction: a randomized trial. *JAMA*. 2005;293(1):43–53.

65. Yager J, Powers P, eds. *Clinical Manual of Eating Disorders*. Arlington, VA: American Psychiatric Publishing; 2007.

66. Snow V et al. Pharmacologic and surgical management of obesity in primary care: a clinical practice guideline from the American College of Physicians. *Ann Intern Med*. 2005;142(7):525–531.

67. Yanovski SZ, Yanovski JA. Long-term drug treatment for obesity: a systematic and clinical review. *JAMA*. 2014;311(1):74–86.

68. Zhang Z, Wang M. Obesity, a health burden of a global nature. *Acta Pharmacol Sin*. 2012;33(2):145–147.

69. Kang J et al. Randomized controlled trial to investigate the effects of a newly developed formulation of phentermine diffuse-controlled release for obesity. *Diabetes Obes Metab*. 2010;12(10):876–882.

70. Cosentino G et al. Phentermine and topiramate for the management of obesity: a review. *Drug Des Devel Ther*. 2013;7:267.

71. Bang W et al. Pulmonary hypertension associated with use of phentermine. *Yonsei Med J*. 2010;51(6):971–973.

72. Xenical PI, ed. Xenical (orlistat) capsules for oral use [prescribing information]. South San Francisco, CA: Genentech USA; 2013.

73. Williams G. Orlistat over the counter. *BMJ*. 2007;335(7631):1163–1164.

74. James WP et al. A one-year trial to assess the value of orlistat in the management of obesity. *Int J Obes Relat Metab Disord*. 1997;21(Suppl 3):S24–S30.

75. Guerciolini R. Mode of action of orlistat. *Int J Obes Relat Metab Disord*. 1997;21(Suppl 3):S12–S23.

76. Bray GA, Ryan DH. Update on obesity pharmacotherapy. *Ann N Y Acad Sci*. 2014;1311(1):1–13.

77. Rucker D et al. Long term pharmacotherapy for obesity and overweight: updated meta-analysis. *BMJ*. 2007;335(7631):1194–1199.

78. Torgerson JS et al. XENical in the prevention of diabetes in obese subjects (XENDOS) study: a randomized study of orlistat as an adjunct to lifestyle changes for the prevention of type 2 diabetes in obese patients. *Diabetes Care*. 2004;27(1):155–161.

79. Yancy WS et al. A randomized trial of a low-carbohydrate diet vs orlistat plus a low-fat diet for weight loss. *Arch Intern Med*. 2010;170(2):136–145.

80. de Castro JJ et al. A randomized double-blind study comparing the efficacy and safety of orlistat versus placebo in obese patients with mild to moderate hypercholesterolemia. *Rev Port Cardiol*. 2009;28(12):1361–1374.

81. Padwal RS, Majumdar SR. Drug treatments for obesity: orlistat, sibutramine, and rimonabant. *Lancet*. 2007;369(9555):71–77.

82. Weir MA et al. Orlistat and acute kidney injury: an analysis of 953 patients. *Arch Intern Med*. 2011;171(7):702–710.

83. Morris M et al. An integrated analysis of liver safety data from orlistat clinical trials. *Obes Facts*. 2012;5(4):485–494.

84. Kaplan LM. Pharmacologic therapies for obesity. *Gastroenterol Clin North Am*. 2010;39(1):69–79.

85. Bigham S et al. Reduced absorption of lipophilic anti-epileptic medications when used concomitantly with the anti-obesity drug orlistat. *Epilepsia*. 2006;47(12):2207.

86. Qsymia PI, ed. Qsymia (phentermine and topiramate extended-release) capsules [prescribing information]. Mountain View, CA: Vivus; 2014.

87. Jordan J et al. Cardiovascular effects of phentermine and topiramate: a new drug combination for the treatment of obesity. *J Hypertens*. 2014;32(6):1178–1188.

88. Werneke U et al. Options for pharmacological management of obesity in patients treated with atypical antipsychotics. *Int Clin Psychopharmacol*. 2002;17(4):145–160.

89. Eliasson B et al. Weight loss and metabolic effects of topiramate in overweight and obese type 2 diabetic patients: Randomized double-blind placebo-controlled trial. *Int J Obes (Lond)*. 2007;31(7):1140–1147.

90. Gadde KM et al. Effects of low-dose, controlled-release, phentermine plus topiramate combination on weight and associated comorbidities in overweight and obese adults (CONQUER): a randomised, placebo-controlled, phase 3 trial. *Lancet*. 2011;377(9774):1341–1352.

91. Allison DB et al. Controlled-Release phentermine/topiramate in severely obese adults: a randomized controlled trial (EQUIP). *Obesity*. 2012;20(2):330–342.

92. Garvey WT et al. Two-year sustained weight loss and metabolic benefits with controlled-release phentermine/topiramate in obese and overweight adults (SEQUEL): a randomized, placebo-controlled, phase 3 extension study. *Am J Clin Nutr*. 2012;95(2):297–308.

93. Risk evaluation and mitigation strategy (REMS) qsymia® (phentermine and topiramate extended-release) capsules CIV. **http://www.qsymiarems.com/**. Accessed July 25, 2015, 2015.

94. Belviq PI, ed. Belviq (lorcaserin hydrochloride) [prescribing information]. Woodcliff Lake, NJ: Eisai; 2014.

95. Thomsen WJ et al. Lorcaserin, a novel selective human 5-hydroxytryptamine2C agonist: In vitro and in vivo pharmacological characterization. *J Pharmacol Exp Ther*. 2008;325(2):577–587.

96. Heisler LK et al. Serotonin reciprocally regulates melanocortin neurons to modulate food intake. *Neuron*. 2006;51(2):239–249.

97. Smith SR et al. Multicenter, placebo-controlled trial of lorcaserin for weight management. *N Engl J Med*. 2010;363(3):245–256.

98. Fidler MC et al. A one-year randomized trial of lorcaserin for weight loss in obese and overweight adults: the BLOSSOM trial. *J Clin Endocrinol Metab*. 2011;96(10):3067–3077.

99. O'Neil PM et al. Randomized placebo-controlled clinical trial of lorcaserin for weight loss in type 2 diabetes mellitus: the BLOOM-DM study. *Obesity*. 2012;20(7):1426–1436.

100. Smith SR et al. Lorcaserin (APD356), a selective 5-HT2C agonist, reduces body weight in obese men and women. *Obesity*. 2009;17(3):494–503.

101. Weissman NJ et al. Echocardiographic assessment of cardiac valvular regurgitation with lorcaserin from analysis of 3 phase 3 clinical trials. *Circ Cardiovasc Imaging*. 2013;6(4):560–567.

102. Contrave PI, ed. Contrave (naltrexone HCl and bupropion HCl) extended release tablets [prescribing information]. Deerfield, IL: Takeda Pharmaceuticals America; 2014.

103. Wadden TA et al. Weight loss with naltrexone SR/bupropion SR combination therapy as an adjunct to behavior modification: the COR-BMOD trial. *Obesity*. 2011;19(1):110–120.

104. Greenway FL et al. Rational design of a combination medication for the treatment of obesity. *Obesity*. 2009;17(1):30–39.

105. Greenway FL et al. Effect of naltrexone plus bupropion on weight loss in overweight and obese adults (COR-I): a multicentre, randomised, double-blind, placebo-controlled, phase 3 trial. *Lancet*. 2010;376(9741):595–605.

106. Apovian CM et al. A randomized, phase 3 trial of naltrexone SR/bupropion SR on weight and obesity-related risk factors (COR-II). *Obesity*. 2013;21(5):935–943.

107. Hollander P et al. Effects of naltrexone sustained-release/bupropion sustained-release combination therapy on body weight and glycemic parameters in overweight and obese patients with type 2 diabetes. *Diabetes Care*. 2013;36(12):4022–4029.

108. Katsiki N et al. Naltrexone sustained-release (SR) bupropion SR combination therapy for the treatment of obesity: 'A new kid on the block'? *Ann Med*. 2011;43(4):249–258.

109. Saxenda PI, ed. Saxenda (liraglutide [rDNA origin] injection) [prescribing information]. Plainsboro, NJ: Novo Nordisk; 2014.

110. Victoza. Victoza (liraglutide injection) [prescribing information]. Plainsboro, NJ: Novo Nordisk; 2013.

111. Press announcements—FDA approves weight-management drug saxenda. **http://www.fda.gov/NewsEvents/Newsroom/PressAnnouncements/ucm427913.htm**. Accessed July 25, 2015.

112. van Bloemendaal L et al. Effects of glucagon-like peptide 1 on appetite and body weight: focus on the CNS. *J Endocrinol*. 2014;221(1):T1–T16.

113. Wadden TA et al. Weight maintenance and additional weight loss with liraglutide after low-calorie-diet-induced weight loss: the SCALE maintenance randomized study. *Int J Obes*. 2013;37(11):1443–1451.

114. Pi-Sunyer X et al. A randomized, controlled trial of 3.0 mg of liraglutide in weight management. *N Engl J Med*. 2015;373(1):11–22.

115. Effect of liraglutide on body weight in overweight or obese subjects with type 2 diabetes: SCALE™—diabetes. **https://clinicaltrials.gov/ct2/show/NCT01272232**. Accessed July 24, 2015.

116. REMS program. **http://www.saxendarems.com/**. Accessed July 25, 2015.

117. Orexigen Therapeutics—Empatic. **http://www.orexigen.com/products/80-orexigen/product-candidates/92-empatic.html**. Accessed August 3, 2015.

118. Hainer V. Overview of new antiobesity drugs. *Expert Opin Pharmacother*. 2014;15(14):1975–1978.

119. Kopelman P et al. Weight loss, HbA1c reduction, and tolerability of cetilistat in a randomized, placebo-controlled phase 2 trial in obese diabetics: comparison with orlistat (xenical). *Obesity*. 2010;18(1):108–115.

120. Halford JC et al. Pharmacological management of appetite expression in obesity. *Nat Rev Endocrinol*. 2010;6(5):255–269.

121. Astrup A et al. Effect of tesofensine on bodyweight loss, body composition, and quality of life in obese patients: a randomised, double-blind, placebo-controlled trial. *Lancet*. 2008;372(9653):1906–1913.

122. Ozcan L et al. Endoplasmic reticulum stress plays a central role in development of leptin resistance. *Cell Metab*. 2009;9(1):35–51.

123. Obesity treatment devices—FDA approved obesity treatment devices. **http://www.fda.gov/MedicalDevices/ProductsandMedicalProcedures/ObesityDevices/ucm350134.htm#maestro**. Accessed March 8, 2015.

124. Enteromedics—USA—about about VBLOCTM™ therapy. **http://www.enteromedics.com/usa/about_vbloc_therapy.asp**. Accessed March 8, 2015.

125. Ikramuddin S et al. Effect of reversible intermittent intra-abdominal vagal nerve blockade on morbid obesity: the ReCharge randomized clinical trial. *JAMA*. 2014;312(9):915–922.

126. Seger J et al. Obesity algorithm®—American society of bariatric physicians. **http://www.asbp.org/obesityalgorithm.html**. Accessed March 8, 2015.

127. Sauerland S et al. Obesity surgery: evidence-based guidelines of the european association for endoscopic surgery (EAES). *Surg Endosc*. 2005;19(2):200–221.

128. Maggard MA et al. Meta-analysis: surgical treatment of obesity. *Ann Intern Med*. 2005;142(7):547–559.

129. Miller AD, Smith KM. Medication and nutrient administration considerations after bariatric surgery. *Am J Health Syst Pharm*. 2006;63(19):1852–1857.

第 37 章　成人肠内营养

Carol J. Rollins and Jennifer H. Baggs

核心原则	章节案例
1　需要评估患者营养支持的适当时机和途径。	案例 37-1(问题 1 和 2)
2　喂养管放置位置和营养液输注部位的确定受多种因素影响。	案例 37-2(问题 1)
3　要根据营养需求、液体限制和消化吸收受损程度选择制剂。	案例 37-2(问题 2~5)
4　喂养方案受喂养途径、制剂选择和喂养时间影响。	案例 37-2(问题 6~8)
5　尽管危重症患者营养干预最好的方式是肠内营养,但是理想的制剂组成依然是个问题。	案例 37-3(问题 1~4)
6　糖尿病患者选择肠内营养制剂时要考虑宏量营养素的含量。	案例 37-4(问题 1)
7　适当的监测对发现和防止肠内营养相关并发症至关重要。	案例 37-4(问题 2)
8　治疗药物管饲时需要选择合适的剂型并进行适当的准备工作。	案例 37-4(问题 3)
9　喂养管堵塞是一个常见问题,受药物和非药物因素影响。	案例 37-4(问题 4)
10　家庭肠内营养必须严格遵守医保规定。	案例 37-5(问题 1)
11　导致使用肠内营养患者腹泻的原因多种多样,包括管饲相关性和非管饲相关性因素。	案例 37-6(问题 1)

肠内营养(enteral nutrition,EN)是指通过胃肠道途径提供营养物质。由于这个名词经常使用,因此,通过管饲(如鼻胃管或者空肠造口管饲)将营养物质输送至胃肠道也叫肠内营养。正常口服摄入营养过程中的一个或者多个环节出现障碍时,可以通过管饲继续发挥胃肠道的作用。表 37-1 列出了胃肠道各个解剖学部位在营养物质吸收过程中的主要作用,并列举了可能造成各部分损伤的疾病。选择使用管饲的患者的咀嚼和吞咽功能可以完全丧失,但必须仍有部分消化和吸收的功能。

患者选择和喂养途径

案例 37-1

问题 1：G. W.,59 岁女性,身高 157cm,体重 88kg。昨晚因"左上腹剧烈疼痛"入急诊。经检查诊断为急性胰腺

表 37-1

胃肠道功能单元

功能单元	主要功能	影响功能的病情/疾病
口和咽部	咀嚼润滑食物;吞咽;味觉	肌萎缩性脊髓侧索硬化,肌肉营养不良,严重的类风湿性关节炎,脑血管意外、终末期帕金森病、麻痹、昏迷、由其他疾病引起的厌食症:心脏或癌性恶病质、肾衰竭和尿毒症、肝衰竭、神经系统疾病
食管	运输食物到胃部	食管溃疡、癌症、梗阻或瘘;食管切除术;脑血管意外
胃	混合、研磨食物;添加酸和酶;释放食糜到小肠;调节渗透压	严重的胃炎或溃疡、胃瘫、胃出口梗阻、胃癌、严重胃-食管反流
十二指肠	调节渗透压;中和胃酸	严重的十二指肠溃疡或瘘;癌症:胃癌、胰腺癌;手术切除或十二指肠分流:胰管十二指肠切除术
小肠:空肠和回肠	消化;吸收	肠外瘘、严重肠道感染、营养不良、吸收不良、克罗恩病、脂泻病、肠梗阻和肠动力障碍综合征
胰腺	分泌消化酶	胰腺炎、胰腺癌、胰腺损伤、胰瘘
结肠	吸收液体;酶解可溶性纤维素和不吸收的碳水化合物;吸收水分	溃疡性结肠炎、克罗恩病、结肠癌、结肠皮肤瘘、结肠阴道瘘、憩室炎、任何原因引起的结肠炎、结肠手术

炎。G. W. 随即收治入院并嘱"禁食"(nothing by mouth, NPO)。经消化科会诊,明日行内窥镜逆行胰胆管造影术(endoscopic retrograde cholangiopancreatography,ERCP)。请营养科会诊。目前 G. W. 以 125ml/h 的滴速静脉滴注氯化钾浓度为 20mmol/L 的葡萄糖(5%)氯化钠(0.9%)注射液,同时通过患者自主控制的镇痛泵予以氢吗啡酮。

G. W. 近 3 周有反复右上部痉挛样疼痛发作,1 周前到初级保健医师处就诊。G. W. 有磺胺类药物过敏史(皮疹)。当时医生告知她可能是胆囊的问题,如果症状持续或者疼痛加重需要做手术。此外,医生还建议她要进一步控制血压和血糖,这可能与她体重增加了 4.5kg 有关。患者戒烟 6 个月,每日晚餐有饮酒习惯(1 杯葡萄酒)。

今早实验室检查结果如下:
钠:139mmol/L
钾:3. 8mmol/L
血尿素氮(BUN):10mg/dl
血清肌酐(SCr):0. 8mg/dl
葡萄糖:175mg/dl
白蛋白:3. 4g/dl
淀粉酶:705U/L(急诊检查时为 1 200U/L,浓度下降了)
脂肪酶:698U/L(急诊检查时为 1 198U/L,浓度下降了)
甘油三酯:185mg/dl
白细胞计数(WBC):12. 7×10³/μl
血红蛋白(Hgb):12. 4g/dl
红细胞压积(Hct):37. 3%

C-反应蛋白(CRP):2. 2mg/dl
现在 G. W. 是否需要营养干预?何时需要考虑营养干预?

当患者营养摄入急剧下降(少于每日所需的 50% ~ 75%)5~7 日或者 1 个月内体重下降超过 5%、3 个月内体重下降超过 7.5%或者 6 个月内体重下降超过发病前体重的 10%时,通常认为患者存在营养耗竭的风险,发病率和死亡率会增加[1,2]。对于营养状态良好的患者,预计使用时间少于 7~10 日时,通常不一定需要特殊营养支持[3]。而营养状态不佳的患者则需要尽快开始营养干预。参见第 35 章中关于营养不良的内容。根据 G. W. 入院时的身高体重和血清白蛋白判断,她的营养状态良好。每次门诊都发现她体重有增加,虽然水肿这个原因应该排除,但目前患者禁食少于 24 小时,因此,目前她不一定需要营养支持。然而,ERCP 术后对患者营养干预的必要性需要重新评估。如果 G. W. 需要禁食一周或一周以上,就需要营养干预。肥胖患者同样有营养干预的需要。

案例 37-1,问题 2:如果 G. W. 不能及时恢复饮食,那么哪种途径的营养支持是最适合的?

营养干预的途径包括调整饮食,如口服营养补充剂或者稠度改变的饮食(如浓缩液体、食物泥),通过管饲实施肠内营养或者使用肠外营养。对存在口服营养素有禁忌或者口服营养素仍不能满足每日消耗,且胃肠道功能尚存的患者,管饲是可以考虑选择的营养支持途径[3]。除了潜在的胆石性胰腺炎,可以认为 G. W. 的胃肠道是有功能的。

ERCP 和疼痛的症状能帮助医师判断 G. W. 是要继续禁食还是可以恢复饮食。从淀粉酶和脂肪酶的检测值来看，G. W. 的胰腺炎正在好转。对于重症急性胰腺炎患者，危重症学会（Society of Critical Care Medicine，SCCM）和美国肠内肠外营养学会（American Society for Parenteral and Enteral Nutrition，ASPEN）危重症（Critical Care，SACC）指南推荐在体液复苏后立刻使用肠内营养[4]。对于像 G. W. 这样轻中度急性胰腺炎患者，在需要营养支持前，症状通常都已经解决了。如果症状持续，需要营养支持时，肠内营养是首选途径，因为肠内营养能降低炎性反应，减少并发症[4-6]。

根据营养物质摄入、运输、消化和吸收受损的程度，肠内营养可能适用于表 37-1 中列出的患者。临床的具体情况应该是开始管饲的决定性因素，而不是患者的具体诊断。重症坏死性或出血性胰腺炎、远端高流量肠外瘘、需要强心药支持的低血压、胃肠道缺血和不完全肠梗阻的患者，慎用肠内营养[3,4]。肠内营养的禁忌证包括弥漫性腹膜炎、完全性肠梗阻、严重麻痹性肠梗阻、顽固性呕吐或腹泻、严重吸收障碍、严重胃肠道出血、无法建立胃肠道营养支持途径以及不需要或者不希望有创干预的患者。随着病情的改善或者恢复，患者可能会适合使用肠内营养，因此，应该建议对患者反复评估。

喂养管放置和管饲部位

案例 37-2

问题 1：D. S. ，80 岁老年男性，7 日前在杂货店晕倒后入院，诊断为缺血性脑卒中，入院以来病情改善不明显。估计 D. S. 身高 178cm，体重 62kg。6 个月前的病历记录显示当时的体重为 69.3kg。患者消瘦，伴中度手臂和腿部肌肉丢失。维持补液为：以 80ml/h 滴速静脉滴注氯化

钾浓度为 10mmol/L 的葡萄糖（浓度为 5%）氯化钠（浓度为 0.45%）溶液。今天实验室检查结果如下：

　　钠：141mmol/L

　　钾：3.7mmol/L

　　氯：106mmol/L

　　葡萄糖：88mg/dl

　　血清肌酐：0.9mg/dl

　　血清白蛋白：3.2g/dl

由于今天的吞咽试验失败，D. S. 在下一次吞咽试验前，需要禁食至少 7 周。为度过口服饮食启动之前的这段时间，医生给他开具了经管饲营养支持的医嘱。

最恰当的喂养管放置位置和管饲部位是什么？

肠内营养喂养管放置的位置和管饲部位要根据管饲的预计时间、胃肠道受损的部位或功能、误吸的风险来确定。图 37-1 所示是两种最常见的喂养管放置位置（鼻与造瘘）和管饲部位（如胃、十二指肠、空肠）。管饲途径通常是根据喂养管放置部位和管饲部位来命名的。例如，鼻胃管（naso-gastric，NG）是指将喂养管经鼻放置到胃内，营养物质通过喂养管到达胃内的一种营养支持途径，而胃造瘘管是指通过造瘘使营养物质到达胃部的一种营养支持途径。

经鼻喂养管是有望恢复进食且无鼻、咽或食管阻塞患者短期喂养的首选途径。经鼻喂养管放置到位后要固定在鼻部或者脸颊，防止喂养管移位。

经鼻放置喂养管所致的临床损伤很小，但患者可能会出现鼻咽部的黏膜损伤[7-9]。咽炎、鼻窦炎、中耳炎、食管下括约肌关闭不全与经鼻喂养管有关，尤其是粗管径的经鼻喂养管。管径较细的喂养管误置入肺的发生率不高于 4%[7]。在意识不清的患者中，必须要使用放射性检查来确定喂养管放置是否正确，以除外胸膜穿孔和误置入肺部。

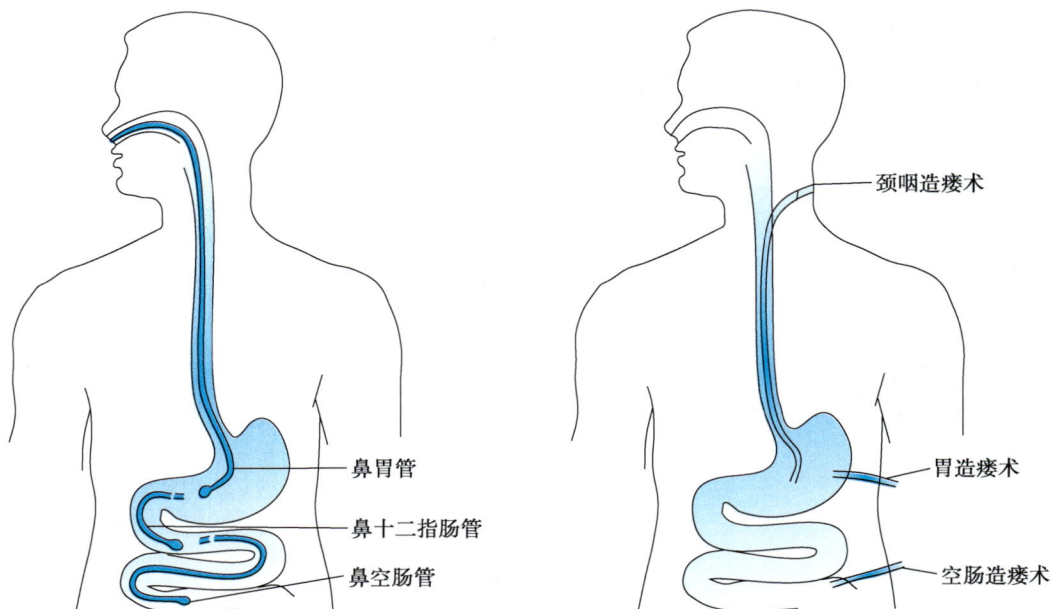

图 37-1　鼻肠管和肠造瘘管的位置

放射性检查同样也可作为判断所有患者喂养管是否放置正确的标准。喂养管放置错误是潜在的并发症，其发生率为25%~41%[7]。

根据患者临床情况和肠造瘘管放置的类型，用于喂养的造瘘管（肠造瘘管）一般适用于需要长期肠内营养（喂养时间在4周到6个月）的患者。肠造瘘术的手术方式有开放性外科手术、腹腔镜或者经皮手术。经皮造瘘管的放置通常是在局麻或者镇静状态下进行，一般采用内窥镜［如经皮内镜胃造瘘术（percutaneous endoscopic gastrostomy，PEG）或经皮内镜空肠造瘘术（percutaneous endoscopic jejunostomy，PEJ）］或包括X线透视、超声或CT[7,10,11]在内的放射影像技术［如经皮放射辅助的胃造瘘术（percutaneous radiologic gastrostomy，PRG）或经皮放射辅助的空肠造瘘术］来进行。与内窥镜相比，借助放射影像技术置管的主要优势在于降低了口咽部微生物对手术部位的污染，这些微生物可能导致5.4%~30%的手术部位感染[9]。绝大部分需要长期肠内喂养的患者都采用PEG或者PRG。不到5%的患者会联合使用胃管和空肠管（PEGJ或G-J）[12]。

管腔梗阻使内镜无法进入是内镜置管的禁忌证，这时可以借助放射影像技术进行置管。经鼻喂养管放置的相对禁忌证包括经腹壁无法看到内镜的光亮（如病态肥胖、大量腹水）、腹膜透析、凝血功能障碍、胃静脉曲张、门静脉高压、肝肿大和胃或空肠壁的肿瘤性或浸润性疾病[7-11,13]。曾接受全胃或者次全胃切除术的患者，包括接受过Roux-en-Y胃旁路术和用于减肥的胃袖状切除术，无法经皮胃造瘘置管，但可以通过经皮空肠造瘘置管。经皮置管的主要优点在于操作时间短、成本低，与外科手术置管的并发症发病率和病死率相仿[13]。经皮置管的主要并发症有误吸、腹膜炎、出血、胃外瘘、坏死性筋膜炎、胃穿孔和喂养管从胃壁移位，这些并发症发生率一般较低，但有报告显示发生率可高达2.5%[7]。

将营养物质输送到胃内是首选的营养支持方式，因为经胃喂养最符合正常生理状态。进食能刺激正常的消化过程和激素反应。胃是食物的储存库，使患者可以耐受快速进食、间歇或者连续进食。经胃喂养要求胃有足够的动力以防止营养物质在胃内潴留。有胃出口梗阻、胃瘫、胃胀或胃-食管反流的患者不适合经胃喂养。

具有胃功能不全或病变、术后早期胃排空受损可能、需要减少胰腺刺激或者误吸风险高的患者，可采用将营养物质输入至十二指肠或空肠的幽门后喂养。重症患者存在误吸和呼吸机相关肺炎的风险，其中需要长期鼻饲的患者误吸的发生率为25%~40%[14]。但是幽门后喂养能降低误吸和改善预后的证据仍存在争议[4]。有一项包含428例病例的研究以胃蛋白酶作为判断误吸的标志物，结果表明在胃蛋白酶阳性的患者中，喂养途径不同的患者，从胃（34.4%）到十二指肠的近端、中端、远端（20.8%、17%、7.6%），胃蛋白酶持续减少[15]。与之相悖的，有一项Meta分析纳入17个随机、对照试验，结果显示经幽门后喂养不能减少误吸风险和呼吸机相关肺炎[16]。许多研究很难区分口腔分泌物误吸和胃肠道误吸，而用蛋白酶作为标志物可以避免这样的情况。对于有喂养管移位和误吸风险的患者，最好

将喂养管置于Treitz韧带以下，但是研究尚未给出结论性意见。对于危重症患者，经胃或小肠喂养都是可以考虑的选择。

D. S. 需要使用至少7周的肠内营养，根据之后吞咽试验结果，可能使用的时间会更长。他目前适合通过造瘘进行喂养。因为不存在经胃喂养的禁忌，D. S. 适合接受胃造瘘术。他可以采用PEG或者PRG置管，而不需要进行外科手术。

制剂选择

案例37-2，问题2： D. S. 肠内营养制剂选择时需要考虑哪些因素？

肠内营养制剂的选择取决于营养的需求、液体限制和消化吸收功能受损的程度。肠内营养制剂种类繁多，介于各类产品相似度较高，医疗机构中可用的制剂通常有限，但仍能满足各类患者的需求。表37-2列出了各种制剂种类，同时也简要地说明了具体的制剂如何选择。肠内营养制剂有三种主要类型：（a）聚合物制剂；（b）低聚物制剂；（c）特殊制剂。

聚合物制剂

聚合物制剂适用于消化功能完好的患者，是最常用的肠内营养制剂。使用包括整蛋白在内的，相对完整的营养物质，可以降低这些制剂的渗透压，改善口味。对于大多数聚合物制剂营养液而言，使用大约1.5L~2L即可100%满足每日参考摄入量（dietary reference intakes，DRI）中对维生素和矿物质的要求，因此这类制剂又被称为全营养制剂[17]。如表37-2所示，尽管由于某些特殊成分（如ω-3脂肪酸、纤维素）的添加造成价格各异，但与低聚物制剂和特殊制剂相比，聚合物制剂的肠内营养液价格更低。

低聚物制剂

低聚物制剂又叫预消化，单体或化学组成明确的制剂，适用于消化功能下降的患者。低聚糖和脂肪的消化有赖于胰酶和肠绒毛刷状缘的双糖酶活性。患者需要保留一点消化功能，用以消化制剂中的水解蛋白和中链甘油三酯（medium-chain triglyceride，MCT）成分。这类制剂可用于胰腺功能不全、黏膜吸收功能下降或水解功能下降的患者。尽管加拿大临床实践（Canadian Clinical Practice，CCP）指南中提到，对于有消化道并发症的患者，如短肠综合征和胰腺炎，使用低聚物制剂可能会有获益，但仍没有足够临床证据支持推荐使用这类制剂[18-20]。对于某些胰腺功能不全的患者（如囊性纤维化、慢性胰腺炎），可以在使用低聚糖制剂前尝试使用聚合物制剂并补充胰酶。

根据蛋白质来源，可以把低聚物制剂分成两个亚类，即含游离氨基酸的真正的"要素"制剂和含有低聚肽加二肽、三肽和蛋白质水解而成的游离氨基酸的"肽类"制剂。氨基酸不需要消化，但是其钠依赖的主动转运机制比较缓慢、低效，饮食中的蛋白质只有大约1/3以游离氨基酸的形式

被吸收;剩余的 2/3 则以二肽和三肽的形式被吸收[21,22]。位于小肠黏膜吸收二肽和三肽的特殊转运系统不与游离氨基酸的转运系统竞争。三个以上氨基酸的多肽链需要在小肠壁内水解后才能吸收。大多数肽类制剂都含有一定比例的多肽,因此吸收前都需要水解。目前没有设计良好的随机对照试验来揭示要素制剂(游离氨基酸)和肽类制剂的临床差异。要素制剂通常脂肪含量最低(不高于 10% 的热量由脂肪提供)。虽然肽类制剂中通常有 1/4~1/3 的热量由脂肪提供,但是为尽可能降低吸收不良,脂肪中 20%~70% 为 MCT。

由于部分消化的特性,低聚物制剂通常是高渗的,而含肽制剂比游离氨基酸制剂的渗透性低。渗透压高可能导致渗透性腹泻;然而 CCP 指南的 Meta 分析结果显示,在接受整蛋白制剂和富含肽类制剂治疗的患者中,腹泻的发生率没有差异[18]。口感差和价格高是低聚物制剂的两大劣势。尽管配有调味包和改良的新制剂,口服这类营养剂时,仍有许多患者抱怨味苦。一般情况下,患者是无法耐受单靠口服足量低聚物制剂的营养剂来满足每日营养需求的。如表 37-2 所见,低聚物制剂的花费是聚合物制剂花费的 10 倍以上。

表 37-2
肠内营养制剂的分类、亚类以及相对费用

制剂类型	相对费用[a,b]	举例
聚合物制剂[c]		
标准热卡密度,标准(或高氮)成分,纤维素含量不同		
无纤维素,口服补充或管饲	$	Ensure;Nutren 1.0
低纤维素(1~9g/1 000kcal)	$	Nutren Probalance[d]
中等纤维素(>9~<14g/1 000kcal)	$	Ensure(含纤维素);Fibersoure HN[d]
高纤维素(≥14g/1 000kcal)	$	Glucerna;Jevity 1.2 Cal[d];Nutren 1.0(含纤维素)
标准氮含量,无纤维素(或低纤维素),热卡密度不同		
标准热卡密度(1~1.2kcal/ml)	$	Ensure;Nutren 1.0
中等热卡密度(1.5kcal/ml)	$	Boost Plus;Ensure Plus;Isosource 1.5 Cal[e];Nutren 1.5
高热卡密度(1.8~2kcal/ml)	$	Nutren 2.0
标准热卡密度,无纤维素,氮(蛋白质)含量不同		
低氮(蛋白总热卡 6%~10%)	$	Resource Breeze
标准氮(蛋白总热卡 11%~16%)	$	Ensure;Nutren 1.0
高氮(蛋白总热卡 17%~20%)	$	Isosource HN;Osmolite 1.2 Cal
极高氮(蛋白总热卡>20%)	$$	Boost High Protein;Promote;Replete
低聚物制剂		
要素制剂(无氨基酸)[f]	&&	f.a.a;Tolerex;Vivonex;T.E.N
肽类制剂		
标准蛋白	&	Peptamen;Peptamen with Prebio
高蛋白	&	Peptamen 1.5
极高蛋白(NPC:N<100:1;蛋白总热卡>20%)	&&	Crucial;Peptamen AF
特殊制剂		
肾衰竭		
富含必需氨基酸[f]	&&&&	Renalcal
聚合物,低电解质(钾、磷、镁低于标准)	$$$$	
• 低氮		Suplena

表 37-2
肠内营养制剂的分类、亚类以及相对费用（续）

制剂类型	相对费用[a,b]	举例
• 标准氮		Novasource Renal
• 高氮（用于透析患者）		Nepro
肝衰竭（高 BCAA，低 AAA[f]）	&&&&	Nutrihep
应激/危重症		
富含支链氨基酸	&&&	
高氮加条件必需营养素	$$	
免疫调节	&&	Oxepa
肺部疾病（标准；非 IMP）	$$	Nutren Pulmonary；Pulmocare
葡萄糖控制	$$$$	Diabetisource AC；Glucerna；Nutren Glytrol

ᵃ 根据 2008-2010 亚利桑那州大学医学中心数据，同等制剂每提供 1 000 卡热量的平均费用。
ᵇ 标准产品为标准热卡密度、标准氮含量、无纤维素制剂；标准产品的相对费用为 1。
  $ = 与标准产品相比，提供每 1 000 卡热量的费用相同或不高于 1.5 倍。
  $$ = 与标准产品相比，提供每 1 000 卡热量的费用高 1.6~2.5 倍。
  $$$ = 与标准产品相比，提供每 1 000 卡热量的费用高 2.6~3.5 倍。
  $$$$ = 与标准产品相比，提供每 1 000 卡热量的费用高 3.6~4.5 倍。
  & = 与标准产品相比，提供每 1 000 卡热量的费用高 11~15 倍。
  && = 与标准产品相比，提供每 1 000 卡热量的费用高 16~20 倍。
  &&& = 与标准产品相比，提供每 1 000 卡热量的费用高 21~24 倍。
  &&&& = 与标准产品相比，提供每 1 000 卡热量的费用高 25~30 倍。
ᶜ 表中所列产品都不含乳酸。
ᵈ 高氮。
ᵉ 低纤维素。
ᶠ 特殊医嘱，不能用于制剂费用统计。
IMP，免疫调节肺；NPC：N，非蛋白热卡：氮

特殊制剂

特殊制剂是指为特定疾病或者疾病状态设计的营养制剂，但这类制剂的临床获益尚存争议。通常这类制剂应用的理论基础很好，但与标准制剂相比，尚缺乏能证明特殊制剂有效性的临床证据。设计良好的研究能提示使用等氮和等热量的特殊制剂和标准制剂能带来不同的临床结局，但是目前尚缺乏这样的试验来研究大部分的特殊制剂。如表 37-2 所示，特殊制剂有许多不同的类型，这些制剂在花费和适用人群方面有很大差别。

由于 D.S. 在吞咽时无法充分保护气道，因此他需要使用肠内营养。目前没有证据证明 D.S. 存在消化和吸收障碍，所以可以选用医院里聚合物制剂肠内营养中的一种。聚合物制剂的选择受到若干个因素的限制，包括热卡、蛋白质、液体、纤维素的需求量以及潜在的营养素不耐受。

案例 37-2,问题 3：D.S. 热卡、蛋白质和液体的需求量是多少？他是否需要补充特殊的营养物质？

在着手选择肠内营养制剂前，需要对 D.S. 的营养需求进行评估。根据 D.S. 的身高/体重比，6 个月体重下降10%,CPR 轻度升高以及轻度肌肉丢失，结合合并慢性疾

病,D.S. 属于中度营养不良。血清白蛋白水平降低是发病率和死亡率升高的危险因素，但它并不是体现营养状态的可靠指标[2]。体重下降至理想体重（ideal body weight，IBW）的 85% 与慢性营养摄入不足的相关性最大，但也可能与肌肉含量明显减少有关，尤其是老年人[23]。

按照 D.S. 的身高，他的实际体重低于理想体重，所以要以他的实际体重来估算能量和蛋白质需要量。用理想体重估算营养不良患者的营养素需要量会导致液体和电解质失衡。患者的营养支持一旦稳定，如有必要，可以考虑增加热量来增加体重。

D.S. 的代谢应激相对较弱。尽管 CRP 升高提示有轻度炎症，但他没有手术伤口、骨折或骨骼损伤、烧伤或者严重的感染情况。因此，他的热卡需要量只需略高于基本需求。在有关营养学的文献中经常会互换地用到"calorie"和"kilocalorie（kcal）"，但是从学术层面来讲，正确的表述应该是"Calorie"（首字母大写）和"kilocalorie（kcal）"，应当用 kcal/d 或者 kcal/kg 来表述患者具体需要的热量。患者对营养素需要量的确定方法请参见第 35 章。基于 D.S. 目前的低水平代谢应激状态，D.S. 的能量需要量为每千克实际体重 20~25kcal,但当 D.S. 情况稳定体重增加之后，可能需要提高热卡的摄入[25~30kcal/（kg·d）]。

健康老年人对蛋白质的需要量目前尚存争论，但估

计每日需要蛋白质的量约为 1~1.2g/kg,略高于膳食营养素参考摄入量(DRI)所规定的 0.8g/(kg·d)这个量[24]。由于存在炎症和慢性营养不良,D. S. 对蛋白质的需要量估计至少为 1~1.2g/(kg·d)。D. S. 的肾功能完好,可以耐受 1.2g/(kg·d)的蛋白质补充而不出现氮质血症。然而,对于肌肉少于正常人的低体重患者,用血清肌酐清除率来评价肾功能是不可靠的。

老年人每日液体的需要量可以按 30~35ml/kg 估算,每日不少于 1 500ml,还要加上由于高热、呕吐或者腹泻的额外丢失[24]。用第一个 20kg 体重的基本需求量为 1 500ml,剩余体重按 20ml/kg 计的方法也可以估算液体需要量。目前 D. S. 没有任何额外液体丢失的情况,因此,基础液体需要量就能满足他的需求。

D. S. 每日营养素需要量的估值为:热量 1 240~1 550cal,蛋白质 62~74g,液体 1 860ml。这些是目前的估算值,要经常根据 D. S. 对治疗的反应和临床情况的变化重新评估并进行调整。为了改善体重和蛋白质不足的状态,可能需要补充更多的热量和蛋白质。

D. S. 入院前明显不佳的营养状况增加了他维生素缺乏的风险(详见第 35 章)。可以通过对患者的病史、药物治疗史和饮食史的评估来确定在特定情况下患者存在的营养风险。D. S. 的年龄,急性起病和慢性营养不良这些因素,增加了他维生素缺乏的风险。目前他至少存在亚临床维生素缺乏。他每日至少需要 100% 补充 DRI 中建议的维生素和矿物质的量[17]。如果确定有维生素缺乏,D. S. 需要补充更高治疗剂量的所缺乏的特殊维生素。

D. S. 有发生再喂养综合征的风险。尽管他的体重指数(body mass index, BMI)为 19.5kg/m²,但他的体重偏轻(85%IBW)。慢性营养不良会导致细胞内的钾、磷和镁的耗竭,而血清的浓度保持不变。当特殊营养支持开始后,可能会出现再喂养综合征,这可能是因为上述电解质从胞外转移到胞内,导致在治疗开始的几日会出现血清内浓度的降低[25]。没有监测和调整这些电解质可能导致严重的电解质紊乱。了解 D. S. 的体重史,特别是近期的体重下降,以及他的饮食史,有助于评估他出现与再喂养综合征相关的潜在的有临床意义的电解质和液体紊乱。

案例 37-2,问题 4: 根据估算的营养需求,哪种类型的聚合物制剂最适合 D. S. ?

根据营养素来源、热卡密度和蛋白质含量不同,聚合物制剂可以分为多种类型。各类制剂之间有重叠的特征,因此每种类型都要进行评估。

营养素来源

聚合物制剂可以根据乳酸的含量分成若干亚组。住院患者处于禁食、营养不良和各种胃肠道疾病状态时,由于双糖酶生成不足,导致乳糖不耐受[26,27]。此外,除了北欧人种,大部分人种成年后乳糖酶产生减少,导致乳糖不耐受。对于短期或长期乳糖不耐受的患者,乳糖摄取可能导致腹胀、肠胃气胀、腹部痉挛和水样腹泻。不含乳糖的制剂是成人管饲的标准制剂。大多数肠内营养产品都不含乳糖,但有些用牛奶加工而成的粉末状产品除外,这些制剂通常用于口服。由于乳糖属于碳水化合物,因此,蛋白质即便是从牛奶中提取,也与乳糖含量无关。为避免脂泻病相关的胃肠道症状,大部肠内营养也不含有谷蛋白。

热卡密度

热卡密度影响所需营养制剂的剂量。标准热卡密度为 1~1.2kcal/ml。表 37-3 列出了肠内营养制剂一般所含的热卡密度和宏量营养素的量。热卡密度提高会增加制剂的渗透压。当渗透压大于 800mOsm/kg 时,胃排空会减弱,可能导致喂养不耐受[28]。输入高热卡密度的营养制剂能抑制肠道内酶的活性,进而可能导致胃肠不耐受(如恶心、胃肠气胀、腹部不适)。

热卡密度反映了肠内营养制剂的自由水含量。随着热卡密度增加,脱水的风险也增加;然而,在充血性心力衰竭、肾衰竭或其他液体敏感性疾病的患者中,使用标准热卡密度制剂也可能导致液体过量。计算肠内营养中水的含量有助于确定为满足每日必需液体量而需额外补充的液体体积。对于热卡密度为 1~1.2kcal/ml 的制剂,自由水含量通常为 80%~85%(每升营养制剂 800ml~850ml)。表 37-3 列出了其他热卡密度时自由水的含量。根据现有病史,D. S. 不需要限制液体,因此,喂养起初适合选用标准热卡密度的产品(1~1.2kcal/ml)。

蛋白质含量

在创伤和危重症患者中,蛋白质需求的增长与热卡需求的增长不成比例。在其他情况下,蛋白质耐受会限制蛋

表 37-3

肠内营养制剂中宏量营养素的基本参数

	低	标准	中等	高	极高
热卡密度(kcal/ml)	<1	1~1.2	1.5	1.8~2	>2
自由水(%)	65%~75%	80%~85%	75%~80%	>85%	
氮(蛋白质)含量:蛋白质供热百分比	6%~10%	11%~16%		17%~20%	>20%
氮(蛋白质)含量:NPC:N	>200:1	200:1~130:1		125:1~100:1	<100:1
纤维素含量(g/1 000kcal)	1~9	无	>9~<14	≥14	

NPC:N,非蛋白热卡:氮

白质的供应量。为满足不同的热卡蛋白质供热比,有蛋白质含量从低到极高的多种聚合物制剂可供选择。蛋白质供热百分比或者非蛋白热卡:氮(NPC:N)都可以用以表示蛋白质含量。表37-3列出了蛋白质含量的基本参数。高氮肠内营养制剂适用于对蛋白质需求量增加,同时对热卡的需求没有成比例增加的患者。氮含量极高的制剂通常适用于危重症或有大伤口需要愈合的患者。低氮制剂适用于限蛋白的患者。有些低氮制剂是为肾功能减退患者设计的,可以划归为特殊制剂。

D. S. 可以从含标准蛋白质含量的制剂中获取足够的蛋白质。蛋白质含量略高的制剂(蛋白质供热百分比为17%~18%)也可以使用。能满足 D. S. 热卡需求的高氮制剂能满足他蛋白质估计需要量的上限[1.2g/(kg·d)],然而标准氮制剂提供的蛋白质的量是 0.8~1g/(kg·d)。高氮制剂能在短期内改善患者躯体和内脏蛋白水平,但不足以提供足够的热量为患者增加体重。究竟选择高氮制剂还是标准氮制剂取决于肠内营养制剂中具体的营养成分。

案例 37-2,问题 5: D. S. 的肠内营养是否需要含纤维素,如果需要选择哪种类型,多少剂量?

纤维素有潜在的生理益处,包括增加粪便量、缩短易便秘者的肠道通过时间、增加腹泻患者的肠道通过时间、降低血清胆固醇并能改善糖尿病患者的血糖控制。美国健康成人推荐纤维素摄入量为:女性 21~25g,男性 30~38g,对于年龄≥51 岁的人群,使用推荐剂量的下限[29]。纤维素是否足量摄取取决于热卡摄入的多少。研究观察到,摄入纤维素能防止冠状动脉疾病(14g/1 000kcal)。患者最佳的纤维素摄入量尚无定论。有多种纤维素含量不同的纤维素补充的制剂。低纤维素含量、标准纤维素含量和高纤维素含量目前还没有标准的学术划分。然而,表37-3所列的纤维素的量可以视为一般指南。

肠内营养制剂中可以包含可溶性纤维素、不溶性纤维素或两者皆有。不溶性纤维素可以改变粪便量以及肠内通过时间,而可溶性纤维素则在胆固醇和葡萄糖控制方面起作用。可溶性纤维素,如果胶、欧车前和某些树胶,易形成凝胶,所以仅用做低纤维素含量制剂中的单纤维素成分。寡聚糖(fructo-oligosaccharides,FOS)是天然糖源,作为可溶性纤维素添加入一些肠内营养制剂中,用以改善制剂特性(如减少凝胶)。可溶性纤维素和 FOS 能被结肠中的双歧杆菌分解成短链脂肪酸[30,31]。短链脂肪酸能刺激结肠血流,提高液体和电解质吸收,并给结肠提供营养。

肠内营养中最常用的纤维素来源是大豆多糖或大豆纤维素。大豆多糖不论是作为可溶性纤维素还是不溶性纤维素,对健康人群和非危重症患者都有确切的益处,但研究尚无法证明其在危重症患者改善肠道功能方面的作用[31]。现有的数据不支持在危重症患者中常规使用含纤维素的制剂[18-20]。对于大部分长期肠内营养喂养且情况稳定的患者,有数据表明他们能从使用含纤维素的制剂中获益。没

有胃肠道病变的短期肠内营养患者,如果存在大便硬度改变,可以从纤维素补充中获益。

在肠内营养中添加纤维素有一些潜在的问题。相对于不含纤维素的制剂,添加了纤维素的制剂黏度更大,因此营养液通常需要通过泵经喂养管输入。与纤维素补充相关的胃肠道症状包括产气增加和腹部不适[27,31]。使用 FOS 可以改善便秘,但摄入量超过 45g/d 时,可能导致腹泻[32]。肠胃胀气和腹部胀气会降低一些患者对 FOS 的耐受性。逐步添加纤维素可能会有助于减轻这些症状。据报道,在服用胃肠道动力抑制剂的患者中管饲含纤维素的肠内营养时,有胃石形成[31]。因此建议在胃肠道动力差或者有潜在胃肠道功能障碍的患者中慎用含纤维素的制剂。危重症患者应避免使用不可溶性纤维素,对于可能出现肠缺血或者严重动力缺乏的高风险患者,可溶性和不可溶性纤维素都不能使用[4]。液体摄入不足也可以导致胃石形成以及使肠道被纤维素堵塞的风险增加。

D. S. 属于非危重症患者,同时也没有限制使用含纤维素制剂的肠道疾病。他预计使用中等时长的肠内营养,长期使用的可能不除外。因此,选用至少中等纤维素含量的制剂是合理的。然而,D. S. 有可能出现与使用纤维素相关的胃肠道症状,尤其是如果他之前的饮食都是低纤维素的。必要时,D. S. 在肠内营养启动之初可以使用低纤维素含量的制剂,一旦胀气和产气症状改善,可以从低纤维素含量的制剂逐渐过渡到相对高纤维素含量的制剂。

案例 37-2,问题 6: 适合 D. S. 的管饲方案是什么?

管饲途径、制剂选择和预计管饲时间均影响管饲实施方案的确定,同时还要考虑到患者的治疗地点(如医院、护理院、家)和花费。管饲方案包括初始和强化喂养的比例和喂饲方式(如注射、滴注、泵)。

有关管饲实施方案的科学研究资料有限,因此专家意见起重要作用,在不同情况下使用的不同方案均是为了满足患者需求和工作人员实际情况而制定的。根据喂养不耐受的情况,应及时调整实施方案。目前有 4 种可供选择的营养液输注方式:(a)连续输注;(b)循环输注;(c)间断输注;(d)间隙推注。

连续输注

连续输注是指每日 24 小时持续输入营养制剂,适于各种途径喂养。住院患者最常用的方式是胃内持续输注,某些情况下(如 ICU)小肠喂养可能更合适[18-20]。相较于间断输注,连续输注发生胃膨胀和误吸的风险小[14]。此外,根据大便频率和达到全营养支持的时间来判断,连续输注因其输注速度较慢而具有更好的耐受性,尤其是对老年和代谢不稳定的患者[33-35]。然而,CCP 指南指出,目前在危重症患者中,与其他输注方式相比,尚无足够的证据支持优先推荐使用连续输注[18-20]。对于十二指肠或空肠管饲的患者,起始阶段应使用连续输注,因为短时间内大量营养液输入到小肠会导致出现倾倒综合征症状,包括出汗、眩晕、腹胀、痉挛、蠕动亢进和水样腹泻。随着时间的推移,空肠能逐渐

适应短时间内输入大量营养液,并耐受循环输注营养液或较长时间的间断输注营养液。

循环喂养

循环喂养是指每日持续输入营养制剂时间小于 24 小时,这种方式通常适用于在向进食过渡阶段,不能通过进食获取足够营养素而需使用营养补充剂的患者和需要长期家庭喂养的患者。为尽可能减少对白天饮食和正常生活的影响,循环喂养的时间一般在晚上,持续 8~12 小时,也可以持续 20 小时。大部分患者不会在一开始就选择循环喂养的方式,而是从连续喂养转换到循环喂养。制剂的容量和渗透压限制了循环喂养的耐受性,尤其是空肠喂养的患者,根据循环时长和患者的耐受性,从连续喂养转换到循环喂养的时间可以从几日到几周不等。对于经胃喂养患者,这个转换仅需几日。

间断喂养和间隙推注式喂养

间断喂养和间隙推注式喂养是把每日经胃喂养的制剂分 3~8 次给予患者。间断喂养使用带或不带肠内泵的喂养容器或袋子,每次持续 30~60 分钟。间隙推注式喂养则是通过注射器依靠重力给药,每次持续 15 分钟[34-37]。胃的容量可以承受间断喂养和间隙推注式喂养所提供的较大剂量营养液。与连续喂养相比,这更接近于生理状态,更便于住在护理院和居家非卧床的患者使用肠内营养。

喂养的启动

肠内营养的启动方案主要取决于喂养部位和患者胃肠道情况。对于起始治疗,推荐使用全浓度营养液(如未稀释的)[34-37]。稀释的营养液会延缓给机体输注足量营养素,但对胃肠道不耐受的发生率没有明显影响。高渗制剂在胃肠道迅速被稀释,在到达 Treitz 韧带(十二指肠末端)前或略超过 Treitz 韧带时达到等渗。虽然状态稳定的患者可以耐受一开始就用肠内营养目标速率喂养,但出于耐受方面的考量,通常连续喂养起始速率为 10~50ml/h,之后每 4~24 小时增加 10~50ml/h[3,34,35]。对于存在胃肠道功能异常、胃肠道长期未使用以及有再喂养综合征发生风险的危重症患者,虽然只是基于共识而不是由设计精良的研究所提供的证据,在使用高热量或高渗制剂时应该首选低速率,缓慢加快速率的输注方式(如起始输注速率为 10~20ml/h,此后每 12 或 24 小时增加 10~15ml/h)[25,33-36]。

如果可以,患者通常是先使用连续喂养,然后过渡到间断喂养,最后使用在间隙推注式喂养方式。间隙推注式喂养方式至少需要 15 分钟,以免发生胀气、痉挛、恶心和腹泻。为尽可能降低间隙推注式喂养引起的胃肠道不耐受,建议输注速率不超过 60ml/min[36,37]。间断喂养通常以每 4~6 小时 200~300ml 的速率输注,患者是可以耐受的,但体积高达 750ml 时也可能会耐受[33,36,37]。尽管对大多数患者而言,一开始用较低速率喂养比较合适,但有些患者可以耐受一开始就按目标速率喂养。

D.S. 接受的是经胃喂养的方式,因此连续喂养、间断喂养或间隙推注式喂养方式都可以使用。尽管与间断喂养相比在耐受性方面没有明显差异,连续喂养仍是住院患者中最常用的方式。初始喂养时应使用足量制剂。D.S. 肠内营养的目标剂量为每日 1 440ml 标准热卡密度制剂(1.06kcal/ml,蛋白质 0.44g/ml,83.5% 自由水),或者以 60ml/h 进行连续输注。喂养可以从 30ml/h(目标速率的一半)开始,然而 D.S. 有出现再喂养综合征的风险,因此更倾向于以更慢的速率开始喂养。以 15ml/h 输注 12 小时后,每 12 小时增加 15ml/h,在 48 小时内可以达到目标速率 60ml/h。如果 D.S. 发生了腹泻或者腹胀,出于耐受性方面的考量,喂养速率需在 15ml/h 维持 24 小时,之后每 12~24 小时只能增加 10ml/h。在达到目标速率之前,需要特别关注以确保 D.S. 摄入足够的液体。

可以采用重力滴注和肠内营养泵进行肠内喂养的连续输注。使用重力滴注时,需要经常调整滴速以保持输入速率的一致,还要经常检查来确保营养液的输注不会中断。重力滴注不能提醒护士输注管道有扭曲或营养液已经输注完毕。肠内营养泵能保证一致的输入速率并在营养液出现问题时向护士发出警报,但在价格方面比重力滴注贵很多。肠内营养泵通常用于住院患者,以保证达到医生处方所规定的肠内营养输注剂量。重力滴注和肠内营养泵都适用于 D.S.,但具体要取决于医院肠内喂养的规定。

为了避免非静脉药物通过静脉输注这种严重错误的发生,在"保持连接"行动的倡议下,目前正在引入能与 non-Leuer 兼容的全球设计新标准来规范包括肠内喂养连接器在内的一些小口径液体和气体医疗器械的接头[38]。2012 年肠内营养制剂袋与输入管道的连接装置已经更换。给药管道和喂养管道之间的新接头 ENFit 有望在 2016 年完成全部的更新。口服注射器和新型连接器 ENFit 将不再匹配,因此,需要有与 ENFit 匹配的注射器才能完成给药、管道冲洗和间隙推注式喂养。

从连续喂养过渡到间断喂养/间隙推注式喂养

案例 37-2,问题 7: D.S. 接受肠内营养已经 10 日。他对连续喂养耐受性良好,在过去的 4 日中,没有补充电解质。计划在未来几日后将 D.S. 转入特殊护理机构(skilled nursing facility,SNF)。SNF 要求 D.S. 在转入前要过渡到间断喂养/间隙推注式喂养。D.S. 应该怎样从连续喂养过渡到间断喂养/间隙推注式喂养?

由于费用较高,许多护理机构都不常规使用肠内营养泵。如果不使用泵的话,以恒定速率输注处方规定剂量的营养液可能得不到保证,同时可能需要更多的护理时间用以防止喂养管堵塞和确保制剂足量输入。D.S. 目前使用连续喂养,过渡到间断喂养可以通过多种方式实现。逐渐减少连续喂养速率,同时增加间断喂养的量,这种重叠方案是一种经济有效的过渡方案[33]。对于 D.S.,可以将连续喂养的速率从 60ml/h 减慢到 40ml/h,同时加 4 次间断喂养,每次 120ml,持续 60 分钟,每 6 小时一次。如果 D. S. 可以耐受,可以减慢连续喂养速率到 20ml/h,并增加间断喂养的量至每次 240ml。最终停止连续喂养,将间断喂养加至每次 360ml,或者为保证间断喂养的量,加第 5 次喂养 285~300ml。为方便保持 120ml(8 盎司容器的一半)增量的喂养,如果每日需要 5 次胃养,D. S. 可以采用 2 次 360ml 和 3 次 120ml。

另一种过渡方式是先停止连续喂养,然后以间断喂养的方式来重启喂养。一般最初的 2~3 次喂养 60~120ml,每次间隔 4 小时。如果可以耐受,每 6~12 小时增加 60~120ml,直至到达目标剂量[35]。当达到目标剂量后,可以延长喂养间隔。D. S. 起始可以 60 分钟喂养 120ml,每 4 小时一次,喂养 2 次,然后每次喂养加至 240ml。如果他可以耐受,每次喂养可以加至 360ml,每 6 小时喂养一次。达到每日预期喂养次数后,可以根据耐受情况减少每次的输入时间。如果 D. S. 能很好耐受 30 分钟的喂养,那么他可以过渡到 15-20 分钟的间隙推注式喂养方式。

出院的肠内营养处方应当清楚地罗列出目标热卡密度、蛋白质含量、每 1 000kcal 中纤维素含量和制剂剂量,或者每日所需的热量、蛋白质、纤维素和液体量。可以写明商品名,但 SNF 可能没有一样商品名的制剂。喂养计划中一些特别需要注意的问题也需要进行沟通(如 D. S. 不能耐受晚上 9 点之后的喂养;每日最后一次喂养结束需要抬高床头至 45 度保持 3 小时,以防止反流)。

液体补充

案例 37-2,问题 8:为满足 D. S. 预计的每日液体需要量,他需要额外补充多少液体?

在决定额外补充多少液体时,需要计算肠内营养中自由水的量。如前文所述,标准热卡密度的制剂通常自由水含量为 80%~85%。D. S. 使用的制剂中自由水含量为 83.5%,因此,目标体积每日 1 440ml(6 罐)中,肠内营养制剂提供大约 1 200ml 的自由水。D. S. 的液体需要量(参见案例 37-2,问题 5)按每日 1 860ml[30ml/(kg·d)×62kg]计算,除肠内营养液外,他每日需要补充 660ml 额外液体。如果有呕吐、腹泻或其他原因造成 D. S. 额外的水分丢失,那么要在 660ml 的基础上加上这些丢失的水分来确定他除肠内营养外需要补充的液体量。这些额外液体一般通过药物治疗和喂养管冲洗进行补充。连续喂养时每 4 小时,或每次间断/间隙推注式喂养前后,需要用 30ml 液体冲洗一次喂养管[34,35]。在每次给药前后和不同治疗药物交替时,都需要至少 15ml 的水冲洗管道[34-37]。治疗药物给药前,需要使用液体稀释。对于 D. S. 而言,他需要增加冲洗次数或者冲洗液剂量,因为每 4 小时一次冲洗管道和稀释治疗药物所需的液体总量也只有 30ml,不能达到除肠内营养外需额外补充 660ml 液体的要求。由于 D. S. 使用的是经胃喂养,相对于空肠喂养,不必担心液体高渗方面的问题[39]。根据 D. S. 药物治疗需要的液体量,每次冲管用 100~150ml 液体可以满足他每日液体的需要量。不推荐通过稀释肠内营养液的方式补充液体,因为这样会增加错误发生和污染的风险。

危重症患者的营养支持

营养支持是危重症患者治疗中的重要组成部分,这些患者通常处于分解代谢的应激状态,新陈代谢发生改变。多器官功能障碍、液体和电解质紊乱增加了这类患者情况的复杂性,增加了实施营养支持的困难。虽然理想的制剂组成仍未确定,但一般来说危重症患者的营养支持方式首先是肠内营养。相关指南都定期更新,本章的推荐意见均参考最新版的指南,尤其是关于特殊组分部分的讨论。

案例 37-3

问题 1:患者 J. B. ,男性,68 岁,有高血压病史。因气短、咳嗽咳痰、喘息伴发热急诊就诊。就诊后给 J. B. 安排了插管并转入了 ICU,诊断为"肺炎"。在之后的 24 小时,他呼吸状况继续恶化,诊断为急性呼吸窘迫综合征(acute respiratory distress syndrome,ARDS)。因为预计他机械通气时间会比较长,所以在小肠内置入营养喂养管。病史记录显示他身高 178cm,入院体重 75kg。

今天实验室检查结果如下:

钠:140mmol/L

钾:3.9mmol/L

氯:109mmol/L

二氧化碳含量:22mM

血尿素氮:18mg/dl

血清肌酐:0.8mg/dl

葡萄糖:118mg/dl

白蛋白:3.6g/dl

门冬氨酸氨基转移酶:32IU/L

丙氨酸氨基转移酶:37IU/L

碱性磷酸酶:64IU/L

总胆红素:0.7mg/dl

白细胞计数:15.3×10³/μl

血红蛋白:13.4g/dl

红细胞压积:39.9%

J. B. 起始是否需要使用危重症患者适用的特殊肠内营养制剂?

J. B. 属于危重症患者,目前有一些适用于危重症患者的肠内营养制剂。然而特殊制剂的肠内营养和某些特殊成分的添加,在危重症患者中的应用仍然存在争议。表 37-4 列出了目前市场上用于危重症患者的营养制剂以及其与标准聚合物制剂不同的营养成分。由于危重症患者的分解代谢特征,这类制剂通常蛋白质含量高。许多制剂的 NPC:N 小于 100:1(如高或极高蛋白含量制剂)。其他蛋白质含量相对低一些(如 NPC:N 介于 100:1 到 125:1)的制剂,针对危重症患者的炎症因素添加了缓解炎症反应的成分。虽然有很少的制剂中含有水溶性纤维素,但用于危重症患者的制剂通常都不含纤维素。是否要在危重症患的肠内营养中添加包括支链氨基酸(branched-chain amino acids,BCAAs)、谷氨酰胺和精氨酸在内的特殊氨基酸尚无定论。

增加支链氨基酸的含量

标准肠内营养制剂中15%～20%的蛋白质以BCAAs形式提供,适用于危重患者的BCAAs加强型制剂这个比例大于35%,而用于肝衰竭患者的制剂则为45%～50%。适用于应激/危重症患者的高BCAA制剂与适用于肝衰竭患者的制剂在治疗上是不可以互相代替的,因为适用于肝衰竭患者的制剂中芳香氨基酸(aromatic amino acids,AAAs),尤其是苯丙氨酸的含量,低于常规含量。

SCCM-ASPEN指南推荐有急性或慢性肝病的ICU患者使用标准制剂的肠内营养[4]。目前用于危重症患者的高蛋白或极高蛋白制剂中加强的是BCAA含量。

谷氨酰胺

谷氨酰胺在危重症患者中使用目的在于增强中性粒细胞功能并维持肠屏障功能,以防止细菌和内毒素从胃肠道易位至全身循环系统,减少败血症的发生[40]。一般情况下,由于谷氨酰胺能通过机体合成足够的数量用于转氨作用、介导糖异生和肾脏产氨等多种代谢通路、为淋巴细胞和肠上皮细胞快速分裂提供能量来源以及参与合成谷胱甘肽。谷氨酰胺属于非必需氨基酸,然而,代谢应激时可能出现内源性合成可能不足。

危重症患者中补充谷氨酰胺效果的科学研究结果存在争议。过去的研究证明补充谷氨酰胺可以有许多临床获益,而最新的两项研究(REDOXs和METAPLEX)结果显示,接受肠外或/和肠内补充谷氨酰胺会增加危重症患者的死亡率[41-44]。现在CCP指南已经不推荐在危重症患者中肠内补充谷氨酰胺[19]。此外,由于氨的排泄功能受损,在总胆红素>10mg/dl或肌酐清除率<30ml/min的患者中也要尽量避免使用谷氨酰胺[45]。在使用谷氨酰胺时,监测可能出现的并发症非常重要。

所有的肠内营养制剂中含有的是蛋白质结合型谷氨酰胺。由于稳定性差,游离的谷氨酰胺在即用型制剂中不稳定,因而没有市售的可供静脉使用的游离的谷氨酰胺。然而,谷氨酰胺能以组件的形式补充,可以不通过加入到肠内营养制剂中给予。谷氨酸在水中稳定,许多功能是以谷氨酰胺形式实现的。目前尚需要进一步研究确定谷氨酸、蛋白质结合型谷氨酰胺和游离谷氨酰胺的生理学功能是否相同。

精氨酸

精氨酸是氨解毒过程中由尿素循环合成的非必需氨基酸,通常能满足生长和组织修复的需要。然而在代谢应激时,内源性合成可能不足,使精氨酸成为条件必需氨基酸。精氨酸对于危重症患者的益处在于增强蛋白质合成、细胞生长和支持免疫系统。与之相反的是,一些研究提出补充

精氨酸后可能出现不良反应的一些机制,例如,精氨酸是合成一氧化氮的底物,一氧化氮是强效扩血管物质,还可能与线粒体破坏和器官功能障碍有关,增加肠黏膜渗透性[46]。尽管在脓毒症时一氧化氮合成增加(因而造成精氨酸负平衡),这个效应分子的确切作用仍存在争议。许多人认为一氧化氮过量是适应性反应的一部分,用于限制感染、缺血、凝血、炎症和组织损伤。

由于多项研究的结果存在争议,在危重症患者肠内营养中添加精氨酸还存在不确定性[4,18-20,47]。指南、专家共识和推荐意见可以帮助医师确定具有循证医学证据的营养治疗方案,但在实际操作过程中仍有许多障碍[4,18-20,48,49]。CCP指南不推荐危重症患者使用含精氨酸和免疫增强组分的制剂,因为高质量研究结果显示,使用此类制剂并不能改善死亡率,而且有些研究结果显示,使用此类制剂反而会增加脓毒症患者的死亡率[18-20]。

免疫调节制剂

表37-4中一些NPC:C≤125:1的制剂也含有精氨酸、谷氨酰胺,或核苷酸,或改良脂肪成分。由于其在应激反应中表现为有临床获益的调节作用,这类制剂通常被称为"免疫调节"制剂。目前研究的制剂中通常含有2种或2种以上比例不等的可能的免疫增强成分,因此很难判断是哪一种成分起的作用。用于急性呼吸窘迫综合征(acute respiratory distress syndrome,ARDS)和急性肺损伤(acute lung injury,ALI)患者的免疫调节制剂和其他制剂是不同的,这部分内容将单独在肺部疾病这部分详细展开。

一些临床研究观察了免疫调节肠内营养制剂对死亡率、住院时间(length of stay,LOS)、ICU住院日、医院感染发生率、机械通气维持时间和胃肠道并发症方面的影响,但结果存在争议[4,18-20,40-47]。尽管有一些Meta分析结果显示有临床获益(如感染性并发症,机械通气天数,LOS),但是危重症患者使用免疫增强制剂与使用标准肠内营养制剂相比,在死亡率方面没有获益[4,18-20,48]。

接受择期大手术,特别是上消化道恶性肿瘤手术的患者,使用免疫调节肠内营养制剂时会有比较好的预后。一项Meta分析结果显示,高风险择期手术患者,尤其是大部分上消化道恶性肿瘤患者,使用同时含精氨酸和鱼油的免疫调节肠内营养的患者,感染风险和住院时间都减少[47]。SCCM-ASPEN联合发布的指南强烈推荐,接受择期大手术、外伤、烧伤和头颈部恶性肿瘤患者应使用免疫调节制剂,但在病情危重、机械通气和非手术ICU患者中推荐级别稍弱[4]。与之相反的是,CCP指南反对在危重症患者中使用含有精氨酸或者其他成分的制剂,因为有研究结果显示使用这些制剂没有降低患者的感染率和死亡率,反而有增加败血症患者死亡率的可能[18-20]。CCP指南和SCCM-ASPEN指南都不推荐严重脓毒症患者使用添加精氨酸的免疫调节制剂[4,18-20]。想要确定免疫调节成分(精氨酸、谷氨酰胺、核苷酸、ω-3脂肪酸)不同组合的效果,最佳成分和剂量组合,以及免疫调节成分的最佳给予时间,需要界定明确的患者人群来进一步研究。

表 37-4

不同蛋白质或脂肪来源的高蛋白质肠内营养制剂ᵃ

制剂	kcal/ml (mOsm/kg)	自由水 (%)	蛋白质 g/L (% kcal)	NPC:N	蛋白质来源	ARG g/Lᵈ	GLN g/Lᵈ	脂肪 g/L (% kcal)	脂肪来源	MCT 占脂肪供热比 (%)	ω-6FA：ω-3FAᵈ	纤维素 g/Lᵈ
Crucialᶜ	1.5(490)	77	94(25)	67:1	水解酪蛋白；L-精氨酸	15	—	67.6(39)	MCT油；鱼油（<2%）；大豆油；卵磷脂	50	1.5:1	—
f.a.aᶜ	1.0(850)	85	50(20)	100:1	晶体氨基酸	—	—	11.2(10)	大豆油；MCT	25	—	—
Impact with Fiberᶜ	1.0(375)	87	56(22)	71:1	酪蛋白钠盐和钙盐；L-精氨酸	12.5	—	28(25)	棕榈仁油；鲱鱼油	—	1.4:1	10
Impact 1.5ᶜ	1.5(550)	78	84(22)	71:1	酪蛋白钠盐和钙盐；L-精氨酸	18.7	—	69(40)	MCT；棕榈仁油；鲱鱼油	33	1.4:1	—
Impact Glutamineᶜ	1.3(630)	81	78(24)	62:1	乳清蛋白水解产物；游离氨基酸；酪蛋白钠盐；L-精氨酸	16.3	15	43(30)	棕榈仁油；鲱鱼油	—	1.4:1	10
Optimentalᵇ	1.0(540)	83.2	51(20.5)	97:1	大豆蛋白水解产物；部分水解的酪蛋白钠盐；L-精氨酸	5.5	—	28.4(25)	结构脂肪乳（互酯化的沙丁鱼油[EPA，DHA]和MCT）；油菜籽油；大豆油	NA	—	5 FOS
Osmolite 1.2 Calᵇ	1.2(360)	82	55.5(18.5)	110:1	酪蛋白钠盐和钙盐	—	—	39(29)	高油酸红花油；油菜籽油；MCT油；卵磷脂	20	—	—
Oxepaᵇ	1.5(535)	78.5	62.5(16.7)	125:1	酪蛋白钠盐和钙盐	—	—	93.8(55)	油菜籽油；MCT油；沙丁鱼油；琉璃苣油	25	—	—
Peptamen AFᶜ	1.2(390)	81	75.6(21)	76:1	水解乳清蛋白	—	—	54.8(39)	MCT油；大豆油（<2%）；鱼油；卵磷脂	50	1.8:1	5.2（FOS和其他纤维素）
Pivot 1.5 Calᵇ	1.5(595)	75.9	93.8(25)	75:1	部分水解的酪蛋白钠盐；乳清蛋白水解产物	13	6.5	50.8(30)	结构脂肪乳（互酯化的沙丁鱼油[EPA，DHA]和MCT）；大豆油；油菜籽油	20	—	7.5FOS

ᵃ 因为营养物质来源和含量会定期发生变化，所以该表仅供一般参考，不针对特殊疾病患者。

ᵇ 雅培（Ross）产品。

ᶜ 雀巢产品。

ᵈ "—"表示没有或未知。

AF，改良制剂；ARG，精氨酸；DHA，二十二碳六烯酸；EPA，二十五碳五烯酸；FOS，低聚果糖；GLN，含氨酰胺；MCT，中链甘油三酯；NPC:N，非氨质热卡：氮；ω-3FA，ω-3 脂肪酸；ω-6FA，ω-6 脂肪酸

改变脂肪成分

应激/危重症和免疫调节制剂中含有不同来源的脂肪可用于改变脂肪酸的类型。脂肪来源通常包括 MCTs,主要是油菜籽油、高油酸油或者鱼油。MCTs 吸收不依赖胰酶和胆盐,也不依赖肉毒碱,因此,适用于长链甘油三酯吸收不良的患者。MCTs 占脂肪供热比例相对较高的制剂通常用于伴有吸收不良的危重症患者。

油菜籽油和高油酸油含较多的单不饱和脂肪酸(monounsaturated fatty acid,MUFAs),由于食用橄榄油的人群患有心血管疾病者较少,使得 MUFAs 得到了广泛应用,但是这类脂肪酸在有疾病患者中的作用仍需进一步研究。ω-6 是介导炎性反应、血管收缩和血小板聚集的前体物质,因此为了限制 ω-6 脂肪酸(ω-6FA)的摄入,在危重症患者中应当避免或者尽量少用多不饱和植物油(如玉米、大豆和红花油)[50,51]。有些 ω-6FAs 可转化成 γ-亚油酸(γ-linolenic acid,GLA),然后转化成双高-GLA,继而生成花生四烯酸[52]。双高-GLA 与花生四烯酸竞争前列腺素的合成通路,生成炎性作用较弱的"1"系列前列腺素,这和 ω-3FAs 的"3"系列前列素相仿。亚油酸是一种不能由 MCT 和鱼油提供的必需脂肪酸,为防止亚油酸缺乏,需要补充小剂量的 ω-6FAs。

鱼油,包括鲱鱼油,主要提供 ω-3 家族脂肪酸(ω-3FAs),以二十五碳五烯酸(eicosapentaenoic acid,EPA)和二十二碳六烯酸(docosahexaenoic acid,DHA)为主的长链脂肪酸。在危重症患者中使用 ω-3FAs 的目的在于减少特定患者群体感染性并发症和死亡的发生。ω-3FAs 是"3"系列前列腺素、前列环素、血栓素和"5"系列白三烯的前体。与 ω-6FAs 相比,以 ω-3FAs 作为前体物质的化合物总体上致炎作用较弱,而扩张血管的作用较强[50-52]。

目前还尚缺乏肠内营养中脂肪成分的改变对危重症患者影响的研究数据,免疫调节成分的组合使用与单独使用相比,可能产生不同的效用。术后和危重症患者使用添加 ω-3FAs 的肠内营养,一般也会与其他免疫调节成分一起使用,能改善患者的临床预后,但 ω-3Fas 的临床疗效目前仍然存在争议[4,18,26]。研究结果显示,没有足够证据支持常规使用鱼油。有些研究还发现在含免疫调节成分的肠内营养中,精氨酸有抵消鱼油益处的可能[53,54]。

研究建议含 ω-3FAs 的免疫调节制剂至少使用 5~7 日才能观察到其在改善术后预后方面的效果[49-51]。因为在使用 5 日后的人群中已经证实,疗效可能需要 ω-3FAs 渗入到细胞膜后方能显现[55]。针对 ARDS 和 ALI(见"肺部疾病"部分)患者,也有关于通过改变脂肪成分提高 ω-3FAs 含量的研究。

J. B. 是否需要使用免疫调节制剂的肠内营养这个问题没有确切的答案。现有数据没有提示 J. B. 存在脓毒症,因此,根据 SCCM-ASPEN 指南,他属于适合使用免疫调节制剂的患者[4]。比较保守的 CCP 指南则不推荐使用含精氨酸的免疫调节制剂[18-20]。决定是否使用免疫调节制剂可能取决于医院内部的实践经验和免疫调节制剂的供应情况。J. B. 因肺炎入院,现在出现 ARDS,因此另一个需要考虑的问题就是,使用针对肺部疾病患者的特殊肠内营养制剂是否合适他。

肺部疾病

案例 37-3,问题 2: 肺部疾病制剂与标准聚合物制剂有什么差别?如果 J. B. 使用针对肺部疾病的特殊制剂,那制剂中应该含有哪些营养改良成分?

目前有两种适用于肺部疾病患者的肠内营养制剂。这两种制剂都是中等热卡密度(1.5kcal/ml),脂肪类型不尽相同,但脂肪供热比都相对较高(40%~55%)。之所以脂肪含量高是因为脂肪代谢比碳水化合物代谢时产生的二氧化碳(CO_2)少,从而减轻肺的工作负荷。早期的一些研究结果显示,等热量的高脂肪低碳水化合物饮食与高碳水化合物饮食相比,前者能改善非卧床的慢性阻塞性肺疾病(chronic obstructive pulmonary disease,COPD)患者的呼吸参数,同时能减少机械通气患者使用呼吸机的时间,降低动脉 CO_2 浓度[26,56,57]。这些研究中热量的摄入量为能量消耗测定值的 1.7~2.25 倍,这超出了现在的标准。过多的热量会产生过多的 CO_2,因此早期的研究结果受到质疑。在临床实践中,为控制 CO_2,防止过度喂养与高脂肪低碳水化合物饮食一样重要[26,27]。此外,在没有 CO_2 生成过量或潴留的患者中,很难观察到使用高脂肪含量的肠内营养能改善呼吸参数这样的结果。一项在 60 例营养不良,体重下降的 COPD 患者中的研究结果显示,与高碳水化合物制剂(60%~70%热量)相比,高脂肪低碳水化合物(28%热量)制剂能改善这类患者的呼吸状态[58]。尽管在脂肪供热比方面高脂肪制剂(55%)与传统肺部疾病制剂相仿,但是两种制剂的脂肪成分比例显著不同,高脂肪制剂中的脂肪 20% 为 MCTs,且主要成分是 MUFAs。目前市面上专用于肺部疾病患者的产品制剂中,MCTs 占脂肪供热比为 20%~40%,脂肪的成分主要是 MUFAs。在以增加体重为目的的过度喂养期间,使用肺部疾病制剂是合理的,但不适于大多数患者常规使用。

免疫调节型肺部疾病制剂(immune-modulating pulmonary,IMP)是第二类肺部疾病的肠内营养制剂,其中添加了抗炎脂肪成分(富含 ω-3FAs 的鱼油,富含 GLAs 的琉璃苣油),抗氧化剂(维生素 C 和 E,β 胡萝卜素),同时不含谷氨酰胺或精氨酸。IMP 在 ARDS 和 ALI 患者中的使用已有研究[4,18-20]。Pontes-Arruda 等做的一项 Meta 分析纳入了 3 个比较 IMP 制剂和添加任意的 ω-6FAs 成分的高脂肪含量的肺部疾病制剂的研究,分析结果显示使用 IMP 制剂的患者,在新发器官衰竭、机械通气维持时间、ICU 住院时间和死亡率方面都有显著下降[59]。

根据当时仅有的一项研究结果,CCP 指南发布时,专家委员会认为在 ARDS 患者中可以考虑使用含有鱼油、琉璃苣油和抗氧化剂的 IMP 制剂[18]。2009 年 SCCM-ASPEN 和 CCP 更新指南时,在评估了许多新的研究后,都推荐在 ARDS 和 ALI 患者中使用 IMP 制剂[4,20]。然而另一些的高质量研究质疑了这些控制制剂的选择，因为有证据表明摄入富含 ω-6FA 的脂肪对危重症患者有不利的影响[18]。

Grau-Carmona 等做了一项研究，比较了患者使用 IMP 和标准肠内营养制剂后的差别，而没有和高脂肺部疾病制剂进行比较。该研究纳入了 132 例 ARDS 或 ALI 的患者，结果显示，使用两种营养制剂的患者在气体交换、机械通气天数方面没有差异，但使用 IMP 的患者在 ICU 住院天数略短[60]。基于此研究结果和前一版 CCP 指南曾经纳入评价的另外一篇文献，CCP2013 版指南降低了 IMP 在 ARDS 和 ALI 患者中使用的推荐级别[20]。CCP2015 版指南引用了另一项研究结果[19]。该研究在严重外伤患者中创新使用 IMP，结果显示在氧合水平、进展成 ARDS 或 ALI、机械通气天数、ICU 住院时间和死亡率方面，组间没有差异。然而，实验组中有更多的患者发展成菌血症[61]。2015 版指南与2013 版指南的推荐意见一致[19]。

J. B. 诊断为 ADRS，因此根据 CCP 和 SCCM-ASPEN 指南，他可以使用 IMP 制剂[4,19,20]。制剂中应含有鱼油以提供大量 ω-3FA，琉璃苣油以提供 GLA 和大量抗氧化维生素。在权衡高脂肪肠内营养利弊时，必须考虑到高脂饮食可导致胃排空延迟，这在 IMP 和常规肺疾病制剂中都要注意。胃排空延迟可导致腹胀、胃残留增加、恶心和呕吐。J. B. 的喂养管放置在小肠，因此不需要考虑胃排空延迟方面的问题。然而，在高脂肪含量的制剂，尤其是长链甘油三酯输入小肠时，需要注意胰脂肪酶活性受抑制可能导致的脂肪吸收不良。对于大多数患者而言，与其他喂养方式相比，连续喂养是更容易耐受，灌注速度更快的方式。从表 37-2 可以看到，常规肺疾病制剂比标准聚合物制剂的费用略高一些，IMP 制剂的费用明显更高。

肾衰竭

案例 37-3，问题 3：J. B. 入住 ICU 已经 10 日。他 ADRS 的情况有改善，但出现了急性肾损伤，今天将开始血透。早上实验室检查结果如下：

钠：131mmol/L

钾：5.7mmol/L

血尿素氮：80mg/dl

血清肌酐：3.8mg/dl

葡萄糖：100mg/dl 使用过胰岛素

镁：2.9mg/dl

磷：5.6mg/dl

白细胞计数：9.7×10^3/μl

血红蛋白：11.4g/dl

红细胞压积：34.3%

医师开具了肾功能不全的肠内营养。与标准聚合物制剂相比适用于肾脏疾病患者的肠内营养制剂在成分上有什么不同？肾脏疾病制剂是否适用于 J. B.？

目前有两种专用于肾脏疾病/损伤患者的肠内营养制剂，为限制液体量，它们都是热量密集型（1.8~2kcal/ml）制剂。这类极特殊的制剂一定要增加必需氨基酸的含量，因为尿素氮再利用合成非必需氨基酸会减少 BUN 累积[26,56,57]。然而在临床上似乎没有明显的氮再利用和非必需氨基酸合成发生。必需氨基酸制剂适用于肾小球滤过率（GRF）<25ml/（min・1.73m²）且接受低蛋白饮食以及不能做透析的慢性肾衰竭患者[56]。长期使用可能导致高氨血症和代谢性脑病，因此使用时间不超过 2~3 周。这类制剂不适用于像 J. B. 一样的急性肾损伤或接受透析的患者。这类制剂 NPC：N 大约为300：1。现有的高必需氨基酸制剂中都含有水溶性维生素，不过有些必需氨基酸制剂中没有水溶性维生素，所以在使用时需要确认其含量。Renalcal 含有大量必需氨基酸，2/3 是必需氨基酸和 1/3 是非必需氨基酸。

为肾衰竭或肾功能不全患者设计的聚合物肠内营养制剂是肾功能受损的住院患者的标准制剂。这些制剂中含有均衡的氨基酸成分，没有强化必需氨基酸含量。NPC：N 从130：1（适用于因为透析致氮流失增加的患者）到230：1（适用于非透析患者）不等。为尽可能减少电解质紊乱，这类制剂中钾、磷、镁都低于常规浓度。许多因为急性肾损伤而接受透析的危重症患者可以耐受非肾脏疾病的制剂，而有钾、磷、镁升高的患者通常就需要使用肾脏疾病制剂来控制电解质水平。根据 J. B. 的电解质情况，他需要使用肾脏疾病制剂。由于需要透析，选择 NPC：N 低的聚合物制剂比较适合。每日不到 2 000ml 的适用于肾脏疾病患者的聚合物制剂就可以 100% 满足 DRI 所推荐的剂量。

组件型肠内营养制剂

案例 37-3，问题 4：在使用了几日的肾病患者适用制剂（NPC：N 140：1）后，有征象表明 J. B. 需要提高蛋白质的摄入量。今天血清电解质检查结果如下：

钠：137mmol/L

钾：5.1mmol/L

磷：4.5mg/dl

镁：2.6mg/dl

增加蛋白质的补充可以选择哪些方法？

J. B. 正在使用蛋白质含量中等的肾病患者适用制剂（NPC：N 为140：1）。目前市面上没有蛋白质含量很高，同时钾、磷、镁含量较低的产品，那些含大量蛋白质的产品中电解质含量明显高于 J. B. 目前使用的制剂。目前他肾脏消除血清电解质的能力接近正常值的上限，而且很有可能因为使用非肾脏疾病患者专用肠内营养后超过正常值。在透析患者中使用低钾透析液有助于维持钾的血清浓度在正常范围。治疗过程中还要考虑到磷酸盐胶结的问题，磷酸盐胶结可能会使喂养管堵塞的风险增加。为增加蛋白质的摄入量，使用单元蛋白质成分是一个比较好的选择，尽管喂养不当可能也会增加喂养管堵塞的风险。

组件型肠内营养制剂是专为加入口服饮食或肠内营养制剂而设计的单一营养成分或两种营养成分的组合。它们只提供宏量营养素，不含有电解质或维生素，仅供饮食或肠内营养的补充，不能用作唯一的营养来源。蛋白质组件是粉状的,每汤匙含 3~5g 蛋白质。大多数蛋白质组件是整蛋白。独立包装的精氨酸和谷氨酰胺可以用作单一氨基酸成分的补充剂。葡萄糖多聚体可以用作碳水化合物补充剂提供热量。它们不会增加渗透压,不会改变食物或制剂的味道。粉状的碳水化合物组件每汤匙含 20~30kcal 热量,而液体的碳水化合物组件每毫升含 2kcal 热量。蛋白质和碳水化合物的联合组件通常是与水混合后管饲给患者,而不是直接加入肠内营养制剂当中。额外补充脂肪时可以使用 50% 的红花油乳剂(脂质微粒)或者 MCT 油。如果碳水化合物和脂肪提供的热量合理的话,两者的组合组件也是可以使用的。纤维素组件也有上市的产品,产品中含有以部分水解的瓜尔豆胶形式存在的可溶性纤维素。

葡萄糖控制制剂

案例 37-4

问题 1: M. P. 59 岁男性,因脱水拟行消化道检查,以明确患者 3 个月内无意识体重下降约 16kg(35 磅)的原因收治入院。患者诉由于持续的恶心,至少近一周内他无法进食,没有呕吐。M. P. 在急诊接受静脉输液治疗,目前使用 0.9% 氯化钠溶液每小时 125ml 静脉滴注。既往有高血压、高脂血症、胃反流和 2 型糖尿病病史。M. P. 身高 180cm,入院体重 130kg。今早实验室检查结果如下:

葡萄糖:230mg/dl

血尿素氮:20mg/dl,较急诊时 31mg/dl 有下降

血清肌酐:1.2mg/dl,较急诊时 2.3mg/dl 有下降

钠:141mmol/L

钾:4.3mmol/L

氯:105mmol/L

M. P. 的小肠通过试验结果显示他存在严重的胃排空延迟。现在小肠放置喂养管,尝试肠内喂养。

是否要选用"葡萄糖控制"或"糖尿病患者适用"的制剂作为管饲起始的选择?葡萄糖控制制剂与标准聚合物肠内营养制剂有什么不同?

糖尿病患者饮食中宏量营养素的理想配比目前还不确定,或可参照为健康饮食而制定的通用饮食指南[62]。然而高血糖患者制剂,即糖尿病患者适用制剂不需要遵循这一指南推荐。糖尿病患者适用制剂,碳水化合提供 31%~40% 的热量,脂肪提供 42%~49% 的热量,蛋白质提供 16%~20% 的热量。与大多数标准聚合物制剂相比,糖尿病患者适用制剂中碳水化合物含量更低,脂肪含量更高。高 MUFA 制剂中超过 60% 的脂肪是 MUFAs。糖尿病患者适用制剂中碳水化合物来源和种类各异,主要是比较复杂的碳水化合物(如低聚糖、玉蜀黍淀粉、纤维素)和非胰岛素依赖性的糖类(如果糖)。纤维素能改善血糖,这类制剂中主要含有可溶性纤维素,也有大豆多糖,有助于防止餐后高血糖。纤维素含量介于 14~21g/L,制剂热卡密度为 1kcal/ml,因此,每日摄入热量低于 2 000kcal 时也能满足纤维素的每日推荐摄入量 25~38g[29]。

有许多研究对提供同等热量和蛋白质的糖尿病患者适用制剂和标准肠内营养制剂进行了比较。一项大型的 meta 分析纳入了 23 项研究,其中 19 项是使用糖尿病患者适用制剂来控制葡萄糖摄入的随机对照研究[63]。结果显示,糖尿病患者适用制剂有助于控制血糖,表现为能明显降低餐后血糖、血糖曲线下面积和峰值血糖浓度。然而,糖尿病患者适用制剂对总胆固醇、高密度脂蛋白或甘油三酯以及总的并发症发生率没有明显改善。另外,仅有一个为期 2 周的试验报道了危重症患者的死亡率,结果显示两种制剂在危重症患者死亡率方面没有差异。这项 meta 分析的结果在临床上的应用受到一定限制,因为许多研究方法学质量不高,如采用单餐试验和健康人群口服营养补充剂。在 APSEN 制定指南时,还没有针对高血糖症住院患者设计合理的大样本临床研究,从而无法对成人高血糖症患者使用糖尿病患者适用制剂做出推荐[64]。

M. P. 既可以使用糖尿病患者适用制剂也可以使用标准制剂。之前讨论的 Meta 分析建议,使用糖尿病患者适用制剂能对控制血糖比较好。然而,在 ASPEN 制定指南时,还发现没有充分的证据支持在高血糖症住院患者中推荐使用糖尿病患者适用的制剂。营养和膳食学会建议糖尿病患者应遵循常规健康饮食[62-64]。根据现有的数据,糖尿病患者适用制剂和标准制剂都适合 M. P. 使用。在选择使用糖尿病患者适用制剂时,要权衡胃排空延迟或脂肪吸收不良造成的问题和制剂使用能控制血糖所带来的临床获益这两方面的情况。而这个问题在 M. P. 身上不需要考虑太多,因为他目前是小肠置管而且也没有脂肪吸收不良史。糖尿病患者使用肠内营养需要个体化的宏量营养素供给,防止热卡过量,并维持血糖平稳[62-64]。M. P. 可能会从一份包括逐步减肥在内的治疗计划中获益,这或许会影响到制剂的选择,是选择糖尿病患者适用制剂还是总热量较低但蛋白质足量的高蛋白质制剂。

肠内营养监测

案例 37-4,问题 2: 管饲会有哪些并发症?可以采取哪些措施防止 M. P. 出现并发症,应当如何监测?

对接受肠内营养的患者予以适当的监测对发现和预防并发症至关重要。并发症可以划分成三类:机械性并发症、代谢性并发症和胃肠道并发症(表 37-5)。

机械性并发症

喂养管阻塞和误吸是最主要的机械性并发症。机械性并发症可以通过良好的护理技术和仔细观察喂养耐受情况而避免。足够的喂养管冲洗对防止喂养管堵塞至关重要。推荐连续喂养时每 4 小时用 30ml 水冲洗一次喂养管,间断喂养时每次管饲前后都要冲洗喂养管[34,35]。每次喂饲治疗药物前后以及清除胃内容物后也要冲洗喂养管。M. P. 的喂养管冲洗应当参照上述准则。经常通过听诊确定喂养管位置,确认喂养管标识的位置以及清除胃内容物对防治喂养管移位至食管和咽部引起的肺部误吸至关重

表 37-5

管饲并发症

并发症	原因/诱发因素	治疗/预防
机械性并发症		
误吸	气管切开处漏气	喂养前堵住气管切开处的漏气;喂养后保持气管切开处不漏气1小时;在 Treitz 韧带后放置小管径喂养管
	喂养管移位	重置喂养管并确认放置位置;注意用手控制或束带固定喂养管
	胃排空减少	每4~6小时检查胃残留;抬高床头30°~45°;使用低脂制剂;使用促动力药;小肠内置管
	缺乏呕吐反射;昏迷	空肠内置管;抬高床头45°;采用连续喂养
鼻咽刺激或坏死;食管侵蚀;中耳炎	喂养管管径粗,聚氯乙烯管长期放置	每日重置喂养管并更换胶布;使用细管径喂养管;置管时避免对组织的压迫;每日湿润口鼻数次
喂养管堵塞	药物未充分研磨	彻底研碎药物并溶于水;尽可能使用液体剂型;确认药物与喂养管和制剂的相容性
	给予药物或浓制剂后冲洗不充分	给予药物或浓制剂后用50~150ml水冲洗喂养管并且每4~6小时用30ml水冲洗喂养管
	制剂溶解或混合不佳	使用搅拌器混匀粉末状制剂(参考厂商的混配指南);使用即用型制剂
	制剂与低 pH 物质混合	安全性可以保证的情况下不要检查胃残留;用粗管径喂养管检查胃残留;避免使用细管径喂养管喂饲酸性药物;考虑使用非酸性药物替代;给药前和用药后立即使用至少30ml水冲洗喂养管
胃肠道并发症		
恶心、呕吐、胀气、绞痛	输入速度过快	减慢输入速度;改团块式喂养为间断喂养
	渗透压过高;制剂剂量不耐受	改用等渗制剂;增加团块式或间断喂养的次数以减少每次喂养的剂量,或者改成连续喂养;如果剂量过大是主要问题,可以考虑使用高热卡密度的制剂(高热卡密度的制剂通常渗透压也会增高)
	胃潴留;胃肠道动力差	幽门后置管;考虑使用促动力药,如甲氧氯普胺;评估治疗药物,可以的话替换掉可能导致胃动力不足的药物
倾倒综合征(虚弱、出汗、心悸)	高渗团块式喂养或过快输入小肠	不要用团块式喂养方式进行小肠喂养;暂时降低连续喂养的速度,症状缓解后逐渐加快速度;使用等渗制剂
	喂养的速率或者剂量增加过快	暂时减慢连续喂养的速度或者减少间断/团块式喂养的剂量,症状缓解后逐渐增加
腹泻	微绒毛萎缩;与疾病进程相关的营养吸收不良(如胰腺炎、短肠综合征、克罗恩病)	营养吸收不良改善前使用低聚物制剂;使用相对等渗的制剂并缓慢增加;当存在脂肪吸收不良时使用长链脂肪酸含量少的制剂和/或补充胰酶
	高渗制剂	改成渗透压低的制剂
	倾倒综合征	见表"倾倒综合征"部分
	制剂剂量增加过快	暂时降低灌注速度或剂量并缓慢增加;为更好控制输入速度可以考虑使用肠内营养泵

表 37-5

管饲并发症（续）

并发症	原因/诱发因素	治疗/预防
腹泻	乳糖不耐受	如果之前用过含乳酸制剂的话，可以改用不含乳酸的制剂；对于不是严格要求 NPO 的患者，需评估治疗药物和饮食中乳酸的含量
	制剂污染	如果使用开放的给药系统，每 4～6 小时换新鲜的制剂；不要将新鲜营养液放入有营养液残留的容器中；每日更换营养液储存容器和喂养管；在制剂和喂养管操作时遵守洁净/无菌规范；尽量减少喂养管的操作；考虑使用封闭的肠内营养系统；避免使用需要再配置的粉末状制剂
	药物治疗；抗生素；含镁的抗酸剂；高渗液体药物	检查粪便的艰难梭菌，如果有则给予治疗；考虑使用益生菌；没有禁忌的话使用止泻药；考虑其他替代治疗如 H_2 受体阻断剂或质子泵抑制剂；用含钙抑酸剂；如果可以的话，减少剂量或者分成每日 3～4 次喂养；给药前用水先稀释；改变给药方式（经皮，IV）；改用研碎的药片和采取适当的预防措施来防止喂养管阻塞
便秘	液体或自由水摄入不足	通过增加冲洗液的体积和/或次数增加液体摄入；如果可以的话，改用低热卡密度制剂
	纤维素摄入不足	改用含纤维素或者纤维素含量高的制剂；给予果汁或容积性泻药（如欧车前），使用时需注意以防出现喂养管阻塞
	粪便嵌塞	使用大便软化剂，如果经喂养管给药时要注意防止喂养管堵塞
	胃/胃肠道动力不足	鼓励下床活动；考虑使用促动力药
	治疗药物，特别是麻醉剂和抗胆碱能药物	如果可以的话，使用治疗药物的最小有效剂量，或替换成便秘不良反应小的药物
代谢性并发症		
高血糖、高尿糖（能导致脱水、昏迷或死亡）	应激反应；糖尿病	每 6 小时监测一次指尖血糖，使用滑动胰岛素注射法联合适量的常规胰岛素注射（如危重症患者静滴胰岛素）
	高碳水化合物制剂	改制剂
	药物治疗（类固醇）	准确地监测出入量
CO_2 产生过度（呼吸商高）	碳水化合物产热比高或其他能量来源物质摄入过度	降低总热量摄入防止过度喂养；考虑使用脂肪供热比高的制剂
低钠血症	稀释（液体过量，SIADH）；钠摄入不足；胃肠道丢失过多	使用全剂量制剂或者改用 1.5～2kcal/ml 的制剂；在管饲中添加盐（1tsp＝2g Na＝90mmol）；适当使用利尿剂；补充胃肠道丢失
高钠血症	自由水摄入不足	使用 1kcal/ml 的制剂；准确地监测出入量；每日测定体温和体重；增加冲洗液体的量
	水分过度丢失（尿崩症，高血糖引起的渗透性利尿，发热）	纠正高血糖和引起发热和尿崩症的原因
低钾血症	治疗药物（利尿剂；抗假单胞青霉素类，两性霉素 B）	监测血钾；需要时口服或静脉补充钾
	细胞内/外转移	纠正基础病因
	胃肠道过度丢失（鼻胃引流，小肠瘘，腹泻）	常规在补液中补充钾

表 37-5

管饲并发症（续）

并发症	原因/诱发因素	治疗/预防
高钾血症	保钾药物（氨苯蝶啶、阿米洛利、螺内酯、ACEI）；含钾的药物（青霉素 G 钾）	监测血钾；改用没有保钾作用或者不含钾的药物
	肾衰	监测肾功能；改用含钾量低的制剂
高凝状态	制剂所致的华法林拮抗	在使用华法林前后 1~2 小时停用肠内营养；监测凝血状况；确认制剂中维生素 K 的含量，可以的话换用维生素 K 含量低的制剂（大部分肠内营养维生素 K 含量较低）

ACEI，血管紧张素转化酶抑制剂；NPO，禁食；SIADH，抗利尿激素分泌异常综合征

要。连续喂养时，每 4~6 小时需要确认一次喂养管的位置，间断/间隙推注式喂养时在每次喂饲前要确认喂养管位置[34,36,37,39,57]。

用注射器清除胃内容物可以估计胃容量［胃残留量（gastric residual volume，GRV）］。一个正常进食的成年人每日大约分泌 4 500ml 唾液和胃液。在胃排空受损时，体内分泌的唾液和胃液的量对 GRV 有影响。前次喂养（尤其是间断/间隙推注式喂养）的量和时间、喂养管本身的特性和患者的体位及活动能力都会影响 GRV[36,37]。因为置于胃部较前端的位置，胃造瘘管比 NG 引起的 GRV 要少。质软、内径小的喂养管在检测 GRV 时可能会塌陷，导致 GRV 偏小。一般幽门后置管不用于检测 GRV，因为：（a）有喂养管塌陷问题的报道；（b）小肠不能储存残留物。M. P. 使用的是空肠管，因此通过喂养管测定的 GRV 结果不可靠。如果除了小肠置管外，M. P. 还有 NG，那么可以通过 NG 喂养管检测 GRV 来判断营养液有无反流到胃内。早前，有在制剂中加入亚甲蓝或者蓝色食用色素来判断是否存在反流的做法，然而有报道称这会增加死亡率，因此这样的做法已经废止[4,14,34,35]。用葡萄糖氧化酶试纸测定支气管分泌物中肠内营养制剂的存在缺乏敏感性和特异性，而且测试结果与误吸没有相关性，因此不推荐使用[33,34,35,36]。现有的临床实践指南对 GRV 达到多少量需要控制喂养的推荐意见不一致。CCP 指南建议在 250~500ml 时应控制喂养。而 SCCM-ASPEN 指南建议 GRV 大于 500ml 时要控制喂养，当 GRV 持续大于 500ml 时则应考虑空肠置管[4,19,20,35]。此外，当第二次检测结果 GRV 仍大于 250ml 时可以考虑使用促动力药，推荐使用甲氧氯普胺[19,20]。这类药物有助于改善喂养的耐受性和营养液的输送，减少误吸的风险，但使用这类药物的获益仍受到质疑。如果因为 GRV 过高停止喂养时，建议每小时评估一次 GRV，直到 GRV 小于 200~250ml 后再开始喂养。为尽量减少电解质紊乱的发生，用以评估 GRV 而抽出的液体应经由喂养管输回胃部。然而根据 CCP 指南，弃去 GRV 或者回输 250ml 都可以[19,20]。同时建议在喂养前后抬高床头 30°~45°，危重症患者最好是 45°，可以降低误吸发生的风险[19,35,39]。

代谢性并发症

肠内营养最主要的代谢性并发症有高血糖、电解质紊乱和液体失衡。尽管缺乏对监测频次方面的细致研究，推荐在发生严重代谢异常前，用与肠外营养评估相似的常规生化检查指标来判定和纠正代谢异常。用血糖、SCr、BUN 和电解质的基线值来指导肠内营养制剂的选择。M. P. 现有的实验室检查结果不足以用作基线值，但在开始营养支持治疗之前，为了肠内营养监测需完善其他实验室检查。

对于糖尿病、高血糖或者可能出现高血糖的患者，在肠内营养开始之前建议每 6 小时测定一次毛细管血糖或者做胰岛素使用记录。M. P. 有糖尿病病史，血糖基线值高于 200mg/dl，他在肠内营养开始之前，需要积极地监测血糖和处理高血糖。M. P. 需要长期的血糖监测。然而对于没有糖尿病病史的患者而言，在肠内营养的剂量和输入方式达标后，一旦血糖正常状态稳定就可以停止监测血糖。

危重症、存在电解质紊乱风险或肾功能不全的患者，开始肠内营养后通常需要每日完成一组基础代谢的检查（BMP；血糖、钠、钾、氯、碳酸氢盐、钙、BUN 和 SCr）。比较稳定的患者可以监测血糖和电解质（钠、钾、氯、碳酸氢盐）而不用监测 BMP。在肠内营养开始的第一周，不论是住院还是在其他地方（SNF 或者家里），存在体重下降的患者，至少需要每周检测 2~3 次 BMP、磷和镁，没有体重下降的患者，检测 1~2 次即可。当患者可以耐受管饲同时没有代谢异常时，可以降低检测频次。基于 M. P. 近期有脱水的情况，最好每日检测 BMP 持续至少 4~5 日。由于 M. P. 有明显的体重下降和出现再喂养综合征的风险，因此需要考虑在一段时间内每日检测磷和镁（参见第 38 章中对再喂养综合征部分的详细介绍）。尽管 M. P. 属于肥胖患者，但他仍存在发生与再喂养综合征相关的电解质紊乱的风险[25]。没有监测或者补充所需的电解质，可能导致 M. P. 出现严重的电解质紊乱。一旦 M. P. 的 BMP、磷和镁达到稳定，检测的频次可以下降到每周 1~2 次。对于入住 ICU 的危重症患者，通常需要每日或隔日监测一次。需要长期肠内营养支持的患者，实验室检查指标监测的频次通常会下降。对于没有代谢问题的稳定的患者，实验室检查指标监测可以每年做 1~2 次。一些患者的疾病能影响机体对营养素、

电解质或微量元素的吸收及耐受性,根据治疗的需要,应该对这些患者进行适当的监测。

体重和液体状况是肠内营养治疗过程中重要的监测参数,尤其是对存在体重和液体的异常丢失,无法感知口渴或者无法自由调整口服液体摄入的患者。对于住院患者而言,体重是液体状态的主要反应指标。连续 3 日或者 4 日出现体重增加,可能提示液体摄入需要减量,而体重下降可能提示需要增加液体摄入,除非患者已经液体过量。通常液体总的摄入量可以通过每日喂养管冲洗次数和每次冲洗液体的量来调整。对于长期肠内营养支持的患者,液体量是判定热量摄入是否充足的重要参数。持续增加或减少机体所需的肠内营养制剂的量对体重有明显影响。例如,每日比必需摄入量少补充 120ml 热卡密度为 1kcal/ml 的制剂,1 年后体重可能减轻 5.67kg。如果改变喂养管冲洗次数和每次冲洗液体的量无法满足液体控制需要,那么改变制剂热卡密度可以是一个选择。对于液体状态稳定的患者,可以用周间体重变化来判断热量摄入是否合适。除非体重增加是治疗的目标,否则体重出现上升趋势时(如体重持续增加≥3 周)可能提示需要减少热量的摄入。如果体重出现下降趋势则提示需要增加热量摄入,同样要除外治疗目标是减重的情况。M.P. 是肥胖患者,因此选择逐渐减重的计划是比较合适的。

住院患者需要每 8 小时评估一次呼吸状态,用以帮助发现是否存在肺部水肿和误吸。每周至少需要 2 次听诊,而平时简单地观察患者的呼吸参数足矣,除非患者出现明显的呼吸改变。咳嗽或者呼吸窘迫可能提示有误吸或者出现其他呼吸问题。生命体征也可以提示发生了误吸或其他问题,如脱水、液体过量或感染。

除了并发症的监测之外,还推荐对肠内营养治疗反应及营养状态改变进行监测。不论短期营养支持还是长期营养支持都需要做这方面的常规监测。第 35 章有关于营养评估参数和营养状态评估方法的内容。

胃肠道并发症

评估胃肠道症状对决定肠内营养耐受情况有重要意义,因为管饲经常会导致胃肠道并发症。M.P. 住院后,至少每 8 小时需要评估一次腹胀、胀气情况。腹胀提示可能有营养液滞留。当 GRV 过低但有腹胀症状时,需要考虑在清除胃液时导管移位或塌陷所导致的 GRV 过低的假象的存在。腹胀还可能是因为继发于乳糖不耐受或者纤维素摄入过快导致气体生成和继发于使用高脂肪制剂、药物治疗、近期手术、危重症疾病或者包括糖尿病在内的基础疾病所相关的胃排空能力减弱。当出现严重的腹胀时,需要暂时停用肠内营养,并进一步评估以除外患者有使用肠内营养的禁忌。

恶心、呕吐、腹部绞痛、腹泻和便秘是另一些可以用于监测肠内营养耐受性的胃肠道症状。M.P. 因为胃瘫已经有一些上述症状,但与疾病相关的症状不应干扰对肠内营养耐受性的评估。呕吐需要给予立即关注处理,因为呕吐能引起喂养管移位和肺部误吸。恶心和呕吐通常会在以下情况下发生:高 GRV,严重的胃胀,经胃喂养时胃排空减弱,

胃肠道梗阻以及胃肠动力不足。根据不同的腹泻定义,腹泻的发生率为 2%～70%。腹泻是最困扰患者和医护人员的问题之一[35-40,74]。与肠内营养液相比,疾病因素,如 2 型糖尿病、消化道感染、胰腺功能不全和吸收障碍综合征,可能更容易导致接受肠内营养的患者出现腹泻[30,33,36]。M.P. 有 2 型糖尿病,但目前他并没有腹泻的情况。

与制剂相关的胃肠道感染可能是与开启的储药罐或包装袋的污染有关。污染的来源可能是用于配置或稀释的水,转入输液袋的操作过程,营养液在输液袋中放置时间过长和输液袋或者输液装置消毒不合格。冲洗喂养管的水也有可能是污染源,因此现在临床上推荐在免疫抑制的患者中使用灭菌水冲洗喂养管[35]。目前在医疗机构中普遍使用的即用型输液袋是一种封闭型肠内喂养体系,减少了输液袋和制剂间的操作,降低了污染的机会。在管饲患者中,同步的药物治疗(如抗菌药物)是另一个造成腹泻的主要原因,可能有 61%腹泻事件与此有关[30,36]。

空肠的间隙推注式喂养会导致腹泻、腹部绞痛、恶心和呕吐。因为 M.P. 采取的是空肠喂养,所以需要坚持使用连续喂养的方式。起始使用高渗制剂的肠内营养,灌入速度过快或剂量过大以及使用冰的营养液是导致胃肠道症状另外一些原因。虽然对比研究不支持这些因素与胃肠道不耐受有明显的相关性,但是主观证据表明它们很重要。便秘最常发生在需要长期管饲的卧床患者中。液体摄入不足和纤维素缺乏也是导致便秘的原因。糖尿病患者适用的肠内营养制剂中含有纤维素。如果 M.P. 确定要使用极高蛋白质含量制剂的话,结合他的病史,选择含纤维素的制剂是合理的。

药物治疗与肠内营养的管饲

使用肠内营养的患者通常使用同一根喂养管接受药物治疗。喂养管堵塞,由于药物剂型改变导致的不良反应以及治疗药物药代动力学和药效学的改变都是潜在的问题[65,68]。治疗药物和肠内营养素之间也可能会发生药理学或生理学的相互作用。基于这些原因,除非严格要求 NPO,否则都应考虑口服用药。M.P. 有严重的胃瘫,该诊断不要求严格 NPO,然而治疗团队认为,口服用药可能会因为患者的胃排空延迟造成药物吸收不稳定和疗效不佳。因此决定 M.P. 的治疗药物经喂养管给予。

案例 37-4,问题 3:M.P. 已经使用了 5 日肠内营养,并且在 2 日前已经到目标速率。今天实验室检查结果如下:

钠:137mmol/L

钾:2.8mmol/L(呈下降趋势,昨天 3.7mmol/L,前天 4.1mmol/L,肠内营养开始时 4.8mmol/L)

氯:97mmol/L

钙:7.8mg/dl

镁:0.65mmol/L(比 2 日前 1.25mmol/L 有下降)

磷:2.5mg/dl(比 2 日前 4.7mg/dl 有下降)

白蛋白:2.4g/dl

医师开具 Micro-K（每粒胶囊含 8mmol KCl）6 粒管饲和碳酸钙（每片含 260mg 钙）每日 2 次每次 2 片管饲。同时病历中还有开始使用华法林的医嘱。尽管他从入院起已经预防性的使用了肝素，但他还是出现了左腿深静脉血栓（deep vein thrombosis，DVT），所以从昨天开始已经滴注肝素。之前在家使用的药物开始重新服用，包括肠溶阿司匹林片每日 81mg；法莫替丁片 20mg，每日 2 次；辛伐他丁片每日 20mg；琥珀酸美托洛尔片每日 95mg；维拉帕米胶囊每日 240mg。M. P. 在使用肠内营养期间，如何进行药物治疗呢？

药物选择

固体药物的管饲是一个挑战。把药物研碎与水混合改变了制剂的给药剂型，这可能会影响到药物的疗效和患者的耐受性。通常推荐使用液体剂型管饲，但这并不代表液体剂型没有问题，液体剂型未必总是最好的选择。为了避免覆盖喂养管内壁，一般液体药物在管饲前需要与水按 1：1 稀释后使用。高黏度的液体，如混悬液则需用水 3：1 稀释。在使用 pH≤4 的糖浆时要特别注意，因为有报道称营养液与糖浆混合时有立即出现聚集和黏附的情况[76,77]。如果药物没有液体剂型，那可以考虑使用其他有液体剂型的等效药物。也可以考虑临时制备液体剂型，但这会明显增加费用。软胶囊剂型药物最好避免管饲。如果没有其他选择，这种胶囊可以溶于温水。由于会堵塞喂养管，不能溶解的胶囊不可以管饲。在管饲前即刻研碎并溶解于水不影响片剂药物的安全性和有效性。片剂药物可以研成细微的粉末，然后溶解或悬浮在水中用以管饲。可以把硬胶囊中的粉末倒入水中充分混合后用于管饲。这些剂型的药物在管饲前没有完全悬浮或者充分溶解会导致喂养管堵塞。钙盐、铁盐、兰索拉唑、奥美拉唑、复合维生素、己酮可可碱、氯化钾、苯妥英钠、蛋白质补充剂、硫糖铝和锌盐是护士们认为最容易导致喂养管堵塞的药物[67,68]。M. P. 今天需要开始补充钙和钾。

碳酸钙片是片剂，可以研碎放入 30ml 水中管饲。如果条件允许，为降低由于片剂研磨不充分而导致的喂养管阻塞，可以使用碳酸钙混悬液（含钙 500mg/5ml）。不论是将药片研碎溶于水形成混悬液还是使用商品化混悬液型药物都要在给药前后用 15ml 水冲洗喂养管[35]。混悬液至少要用水按 1：1 稀释，最好是 3：1 稀释，建议用 75~100ml 冲洗喂养管，否则混悬液会覆盖在喂养管内壁。M. P. 补充钙的适应证应该受到质疑，因为在血清白蛋白纠正后，他的血清钙浓度在正常范围内，而且他的钙离子浓度也在正常范围内。任何药物管饲都有可能堵塞喂养管，因此，应当避免非必需使用的药物通过管饲给药来降低没有必要的喂养管堵塞风险。如果 M. P. 不能口服用药，而钙剂和电解质类药物只有口服和静脉剂型，那么最简单最经济的方法就是经喂养管给药。

由于血钾低，今天开始 M. P. 要补充钾。由于他的血钾从管饲开始后呈下降趋势，昨天患者就应该考虑开始补

充钾。患者选用的钾补充剂不适于管饲，因为 Micro-K 是缓释剂。任何一种缓释或者控释剂研碎后都会破坏药物缓释机制，导致原本需要几个小时释放的药物瞬间释放。最初可能出现药效增强，但在之后的给药间隔期内却没有疗效。曾有控释剂或长效药物研磨后使用致死的案例，因此这类剂型的药物不能研磨后使用[69]。可以通过适当调整给药剂量和给药间隔，使用即释型药物作为替代，或者改变给药途径（如静脉、栓剂、透皮贴剂）应对。相对于缓释剂，可以制成溶液的氯化钾粉剂（15mmol KCl/袋，3 袋）或液体氯化钾（10% KCl 35ml，15% KCl 25ml 或 20% KCl 15~20ml）可能是更好的选择。把钾补充剂分成 2~3 个更小的剂量，每个剂量用 60ml 水稀释后使用，患者的耐受性会更好。单次给予 45~50mmol 的钾会导致恶心、呕吐、腹部不适或者腹泻。这些症状可能会被误认为是肠内营养不耐受，致使管饲暂时停止。给予较大的液体量可能会减少与钾相关的胃肠道刺激。

钾的补充可以部分通过磷酸钾来完成。250mg 磷酸钾胶囊含 8.1mmol 磷和 14.2mmol 钾。M. P. 有轻度再喂养综合征的表现，磷、镁都略低于正常值并且在最近 2 日内下降明显[25]。在电解质严重降低之前，应当从今天起每日小剂量补充。这也可以降低由口服磷、镁导致的腹泻和胃肠道不适的风险。每粒磷酸钾胶囊里所包含的药物都可以用 75ml 水溶解后服用，因此不存在不溶解的问题。每日 2 次每次 1 粒磷酸钾加上含 20mmol 钾的液体 KCl 所提供的钾的总量与目前医嘱中钾的补充量是一样的。为尽可能减少胃肠道反应，液体 KCl 要与磷酸钾分开使用。

镁可以通过使用氧化镁片（400~500mg）每日 2~4 次来补充。这些都是简单的片剂，可以研碎溶解后管饲。补镁的另一种方法是使用氢氧化镁混悬液 5ml 每日 2~4 次。为降低腹泻的风险，镁的补充量要在全天分散使用。在补充电解质的前后都要充分冲洗喂养管。每次冲洗至少要 15ml 的液体，但补充镁之后，为保证电解质配置液能完全流出喂养管，用 75~100ml 液体冲洗可能更好。其他冲洗喂养管的液体量应当根据估计的液体摄入总量进行调整。由于继发的胃肠道不耐受，通常很难通过管饲补充大量的钾、磷和镁。因此，在 M. P. 目前不能耐受口服补充电解质的情况下，如果细胞内电解质大量消耗时，需要静脉补充电解质。

法莫替丁是一种片剂，可以研碎使用。然而，M. P. 使用的维拉帕米和美托洛尔需要每日多次给药以达到缓慢释放的目的。每日一次的给药方案说明了这两种药物是缓释剂，另外，美托洛尔是琥珀酸盐制剂，也进一步证明它与其他剂型的美托洛尔不同。如果 M. P. 不能口服的话，那么维拉帕米和美托洛尔都应当换成速释剂，同时需要相应地调整给药剂量和频次。

由于一些药物在酸性条件下不稳定并可以对胃产生刺激，因此，设计了肠溶片剂型，使这些药物在小肠中释放。当将肠溶片研碎后通过管饲进入胃内，这种剂型对药物或者胃的保护作用就丧失了，这可能会导致药物疗效下降或对胃的刺激增加。如果刺激性药物一定要通过管饲投入胃内的话，建议至少用 60ml 的水稀释药物[65]。医生给 M. P. 开具了通过管饲将肠溶阿司匹林投入空肠内的医嘱。肠溶

片能在小肠中溶解，且在小肠给药前可以先溶于碳酸氢盐溶液。然而，如果选择非肠溶型的等效剂量的阿司匹林片会更好。如果是肠溶丸（某些质子泵抑制剂中可以看到这类剂型）需要管饲时，可以使用酸性的液体（如果汁）以防止肠溶丸黏附在喂养管内壁。这种剂型只适用于像胃造瘘管这样粗管径的喂养管，否则肠溶丸会堵塞喂养管。薄膜衣片在研碎时也存在问题，因为包衣很难研细，遇水后会变得黏稠。M. P. 使用的辛伐他丁有膜包衣，在研磨后管饲给药可能存在问题。

通过峡部或舌下给药的药物管饲后，胃酸可能会使机体对药物的吸收发生改变或破坏药物。因此，需要用等效的药物替换（如用硝酸异山梨酯替代舌下服用的硝酸甘油）或改变给药途径（如选择硝酸甘油软膏或经皮贴剂而不是舌下含服）。不可研碎使用的药物列表参见 http://www. ismp. org/Tools/DoNotCrush. pdf[70]。不能研碎使用的致癌、致畸和细胞毒性药物也列在表中。

药物管饲后药物代谢动力学参数也会发生改变。M. P. 是空肠置管，药物管饲入空肠可能会改变药物的生物利用度，但涉及这方面的研究很少。药物口服以后进入胃部，在胃部大部分药物会溶解，有些药物会发生水解。药物直接进入小肠可能会改变这个过程，从而影响药物的生物利用度。例如，地高辛空肠内给药的回收率比口服给药高，最主要的原因就是胃内水解减少[28,65]。药物的生物利用度还受胃肠道内肠内营养液的影响。受食物影响的药物，可以认为同样也会受营养液的影响[66,68]。例如，使用肠内营养时给予四环素，由于与二价阳离子之间存在相互作用，四环素的生物利用度会下降。环丙沙星和肠内营养液之间也有类似的相互作用，然而，也有证据提示环丙沙星与肠内营养合用时浓度会降低不是因为环丙沙星会与二价阳离子结合的缘故，还有其他一些原因存在[28]。

在接受肠内营养的患者中使用苯妥英钠尤为困难，很多病例报告和小型研究中都有关于苯妥英钠浓度降低的报道。解决这个问题有几种建议，包括使用肉基配方制剂，使用苯妥因胶囊而不是混悬液，以及在给药前后 1~2 小时暂停使用肠内营养[65,71]。尽管有学者认为足量的稀释能减少药物的损失，但在苯妥因给药前后暂停使用肠内营养仍是最常推荐的做法。然而以上没有一种方式能明确地防止苯妥因浓度下降，因此在肠内营养启动时或肠内营养制剂有改变时，需要监测血清药物浓度。解决苯妥英钠和肠内营养之间相互作用的最佳方法还需要通过大规模对照研究来确定。

管饲患者使用华法林也是一个难题。M. P. 因为新诊断为 DVT，需要开始使用华法林。肠内营养中含有的维生素 K 能逆转华法林的抗凝作用，这是重要的药理学相互作用[28]。如今大部分肠内营养制剂中维生素 K 的含量基本相同，而且似乎对抗凝没有影响，但在难以达到足够抗凝效果时需要进行评估。此外，华法林会与肠内营养制剂中的某些成分（可能是蛋白质）结合，这或许可以解释使用低维生素 K 含量的肠内营养制剂时所出现的华法林抵抗。还有人认为可能与华法林在饲管表面吸附有关[28,66]。在华法林给药前后 1 小时停用肠内营养似乎可以防止此类药物的相互作用。很可惜，目前还没有关于如何处理这类潜在药物相互作用的严格的随机研究。

液体剂型的药物通常是高渗的。腹泻是高渗药物导致的一种生理反应。建议给药前 30~60ml 水稀释高渗药物（如氯化钾）。将药物分成多个剂量，间隔两小时的多次给药也能减轻高渗药物的胃肠道反应。此外，选择山梨醇含量最少的产品或剂型也能降低腹泻的风险。山梨醇是许多液体剂型中常用的不可吸收的糖醇。山梨醇累积剂量大于 5g 时会导致腹胀和胃肠胀气，而更大剂量会引起腹泻[35,65,66]。

喂养管堵塞

案例 37-4，问题 4：M. P. 的喂养管堵塞了（塞满了）。导致喂养管堵塞的原因是什么？应当如何处理？应当采取什么措施防止 M. P. 的喂养管再次堵塞？

喂养管堵塞发生率为 1.6%~66%[9,34,35,37]。泵故障、缺少定期喂养管冲洗、制剂特性和喂养管特性是导致喂养管堵塞的非药物性因素。喂养管特性主要包括内部直径（内径）、喂养管材质以及喂养管末端输液孔道的分布和数量。制剂特性方面最主要的因素是蛋白质来源。体外实验结果表明使用整蛋白尤其是酪蛋白或大豆的制剂，在 pH 酸性条件下会凝固和结块，而水解蛋白没有这种现象[28,65]。

导致喂养管堵塞的药物相关因素包括给药途径、药物剂型、pH 和黏度。药物在给药前必须研磨成细微的粉末，与水混合成均匀的浆质并充分稀释。药物与肠内营养制剂混合最容易导致喂养管堵塞，因为药物或者肠内营养制剂的结构、黏度或者物理形态发生了改变。因此治疗药物不能直接与制剂混合。给药时应停止肠内营养，给药前后以及两种不同药物给药之间，至少要用 15ml 水冲洗喂养管[34,35,36,39,65]。为降低喂养管堵塞的风险，应尽量避免药物与制剂在喂养管内部接触。为降低药物相互作用发生的风险，每种药物都应分开给药。

当喂养管堵塞后，除非能恢复通畅，否则应当重置喂养管。经常更换喂养管会导致营养输入中断，增加患者的不适感，同时增加治疗费用。为避免压力过大而导致喂养管断裂，喂养管堵塞后最先的处理方式是用大容量注射器用温水冲洗管道，至少 20ml，最好 50ml。确定堵塞的具体原因（如某个具体药物）以及明确堵塞管道物质的生化特征（如溶解度，pH），可能会使医生能选择比水更适合的冲洗液。然而在大多数情况下，使用酸性或碱性的冲洗液会加重喂养管堵塞。酸性液体（如红莓汁、无糖饮料和普通苏打水），尤其当堵塞是由蛋白质引起的时候，可能会使堵塞不可逆或范围扩大[65,66]。当水不能恢复喂养管通畅时，使用活化的胰酶可能有效。以前的做法是，将一片研碎的胰脂肪酶与一片碳酸氢钠溶解于 5ml 温水中，然后缓慢灌注进堵塞的喂养管中[36,65]。目前市面有一种产品（Clog Zapper），是一种含有复合酶、缓冲剂和抗菌药物的粉剂。遵守冲洗规定和恰当的药物喂饲技术对于保持疏通后喂养管的通畅尤为重要。

转成家庭肠内营养

案例 37-5

问题 1：D. S. ,80 岁老年男性,为评估因为跌倒造成右侧手臂和肩膀的严重挫伤和可能存在的骨折情况,于 2 日前从 SNF 转入院。他通过 PEG 接受间断肠内营养,每日 1 680ml。D. S. 的病史提示他大约 5 周前因为缺血性脑卒中住院,出院后进入 SNF(详见案例 37-2)。D. S. 肠内营养的量比出院时的 1 440ml 有增加,但制剂没有改变(1.06kcal/ml,蛋白质 0.044g/ml,纤维素 15g/1 000kcal,聚合物制剂)。他自出院后体重增加 2kg,而且他整体状态有改善。骨折已除外,他可以接受物理治疗(physical therapy,PT)。PT 医师认为 D. S. 借助助步车走动是安全的,他可以从床上移动到椅子上,也可以在极少的帮助下移动到床边的洗漱台。他适合在出院后做门诊 PT。今天早上吞咽试验结果显示,直到下次吞咽试验之前,D. S. 还必须再禁食至少 4 个月。D. S. 的女儿已经安排他出院后与她的家人一起居住。她希望医疗保险能支付她父亲肠内营养治疗的费用,她父亲有 Medicare 的医疗保险,包括 D 部分的处方计划。医疗保险能支付肠内营养吗?

在确定医疗保险是否能支付 D. S. 家庭肠内营养治疗费用前,先要确定回家还是回 SNF 对他而言更合适。根据 PT 评估结果,假如有人照看和帮助的话,D. S. 适合出院后回家。通常需要一名病案管理员或者社工参与到合理安排出院事宜的工作当中,如有需要,医疗机构内负责营养支持的专业医护人员需要在患者出院时协助完成营养支持部分的工作。药剂师需要审核药物治疗方案,确保药物适合管饲。

在美国,有严格的指南规定了家庭肠内营养的医保支付范围。如果满足条件,医保 B 部分(不是 D 部分)可以报销 80% 的费用[72-74]。肠内营养必须是医疗上必需的用以"维持与整体健康状况相称的体重和力量",以及患者必须有胃肠道功能障碍(如吞咽困难、吞咽障碍),可能需要"永久"管饲。肠内营养液必须管饲(不能口服),必须能提供患者绝大部分的营养需求(不是作为辅助营养补充)。医疗保险的批复是个体化的,需要医师手写处方并提供充分的文件证明患者有使用肠内营养的必要。热卡低于 20kcal/(kg·d)或高于 35kcal/(kg·d)的患者需要额外的证明文件。治疗时间必须大于 90 日才能满足"永久"的条件。D. S. 的治疗满足这些要求。而且 D. S. 使用的制剂不需要他符合与制剂相关的额外资格要求。如果 D. S. 要使用肠内营养泵的话,则需要提供额外的证明文件。

根据报销的范围,Medicare B 部分把肠内营养分为 5 类(表 37-6)。肠内营养的生产商一般都会将报销种类列在了产品的标签上。大部分含整蛋白,热卡密度 1 ~ 1.2kcal/ml 的聚合物制剂都属于Ⅰ类。这些产品不需要提供与制剂本身相关的临床必须使用的证明文件,但要提供

患者需要必须使用肠内营养的证明文件。使用特殊类别(如Ⅲ类和Ⅳ类)中的制剂时,需要提供明确的临床必须使用的证明文件才能获得比较高的报销比例。要 Medicare 支付肠内营养治疗费用,需要填妥 Medicare 和 Madicaid 中心的相关表格[75]。

管饲不耐受的评估

案例 37-6

问题 1：J. N. ,30 岁男性患者,70 日前因车祸收治入院。他有持续多发外伤性损伤,并出现多种并发症。J. N. 已经接受多次剖腹探查术,并接受抗多重感染的治疗,包括肺炎、脓毒症和伤口感染。3 周前,医生结束了针对难辨梭状芽孢杆菌所致腹泻的治疗,治疗结束到现在 J. N. 没有再发生过腹泻。患者 9 日前开腹手术行粘连松解术、小肠皮肤瘘闭合术并行空肠置管(J 形管)。4 日前患者开始经 J 管使用肠内营养,并在 24 小时内达到 90ml/h 的目标速率。他使用的肠内营养制剂中不含乳糖和纤维素,15% 的热量由 50% MCT 和 50% 长链甘油三酯混合脂质提供,共提供 35kcal/(kg·d)的热量以及 1.6g/(kg·d)的蛋白质,略低于他每日的蛋白质需要量。他使用的是带有密封袋的即用型肠内营养。J. N. 住院期间大部分时候都在使用肠外营养作为营养支持,但当肠内营养比例增加时,肠外营养使用比例将会相应的减少。在肠内营养达到目标速率后大约 12 小时,J. N. 出现了腹泻。最有可能导致腹泻的原因是什么?还有哪些与肠内营养方案相关的信息可以帮助医师决定是否需要停用肠内营养并重新开始使用肠外营养?

住院患者中有 12% ~ 32% 的患者会出现腹泻,在高危患者中,这一比例可达 80%。12.4% 这个比例接受程度较高[76]。在使用肠内营养的患者中,15% ~ 40% 会出现腹泻,腹泻的原因多种多样。与肠内营养无关的导致腹泻的因素有:药物、小肠部分梗阻或粪便嵌塞、胆盐吸收不良、肠萎缩、低蛋白血症、营养不良、感染(如难辨梭状芽孢杆菌)和影响胃肠道的基础疾病[4,30,36,37,39,65,66,76-78]。住院时间(尤其是住院时间超过 3 周)和使用肠内营养超过 11 日,与腹泻发生有一定的相关性[77,79]。与管饲相关的导致腹泻的原因有制剂脂肪含量高、制剂含有乳酸和细菌污染。尽管因果关系尚不明确,但制剂温度、热卡密度、渗透压、制剂浓度,缺乏纤维素成分以及灌注方式也与腹泻有关[78,79],然而也有一些研究表明这些因素不能影响腹泻的发生。

J. N. 住院时间长,病情复杂。有许多原因可能导致腹泻,然而他的腹泻与管饲开始和加量几乎同时发生。由于长期缺乏胃肠道刺激,他可能存在肠萎缩和吸收功能受损。他接受了包括胃肠道手术在内的多次外科手术,这可能导致出现与并发症和手术相关的吸收能力下降、胆盐吸收不良、倾倒综合征或胰酶减少。至少从理论上讲,在上述任意情况出现时,低聚物制剂的吸收会更好。SCCM-ASPEN 指南中对于不满足指南中使用免疫调节制剂的患者,推荐使用标准制剂的肠内营养[4]。CCP 指南 2013 版中对聚合物

表 37-6
Medicare 肠内营养制剂分类

分类及代码[a]	描述	举例（部分罗列）
Ⅰ类　B4150	半合成整蛋白或游离蛋白（通用制剂）	Boost，Isosource HN，Jevity 1.0 Cal，Nutren 1.0 Fiber，Osmolite 1.2 Cal
Ⅱ类　B4152	整蛋白或游离蛋白；高热卡	Boost Plus，Ensure Plus HN，Isosource 1.5 Cal，Jevity 1.5 Cal，Nutren 1.5，Nutren 2.0，Resource 2.0
Ⅲ类[b]　B4153	水解蛋白或氨基酸	Optimental，Peptamen 1.5，Peptamen AF，Perative，Vital HN 证明使用合理的文件：倾倒综合征，无法控制的腹泻，对半合成制剂（如等渗、长链脂肪酸含量低、不含乳糖）吸收不良但可以通过使用低聚物制剂得到解决的证据或者有证明疾病导致营养不良的文件
Ⅳ类[b]　B4154	特殊代谢需要的限定制剂（如特殊疾病制剂）	Advera，Alitraq，Glucena 1.0，Glucerna 1.5，NutriHep，Nepro with Carb Steady，Nutren Renal，Oxepa，Peptamen，Pulmocare，Renalcal，Suplena with Carb Steady 证明使用合理的文件：证明在不损害患者安全的前提下，Ⅰ类或者Ⅱ类中的产品不能达到营养目标的证据和与计划使用制剂相对应的特殊诊断文件
Ⅴ类[b]　B4155	蛋白质、脂肪和碳水化合物组件	蛋白质：全氨基酸混合物，ProMod Liquid Protein 碳水化合物：Moducal，Polycal，Polycose 碳水化合物和脂肪：Duocal 脂肪：MCT 油 证明使用合理的文件：市面上供应的制剂不能满足特殊的营养需求（如蛋白质、碳水化合物或脂肪）

[a] 代码是指医疗护理提供者向 Medicare 和 Medicaid 中心要求付款的卫生保健程序代码系统（HCPCS）的记账代码。
[b] 如果无法提供足够的文件证明使用特殊制剂的必要性，可能会导致申请被拒或者按 Medicare B 部分保险覆盖范围内较低的Ⅰ类支付
MCT，中链甘油三酯

制剂的推荐意见从原先的推荐使用降级为考虑使用，尽管两种制剂的临床结果没有差别[18-20]。然而目前的研究都没有涉及患者在肠内营养开始前数周胃肠道使用的情况。制剂的选择通常由医师的意愿和医疗机构处方中制剂的热量、蛋白质和脂肪含量决定。J.N. 已经有超过 2 个月的时间没有使用过胃肠道，因此，他起始应该选用不含乳糖和纤维素的低聚物制剂。

J.N. 选用的肠内营养制剂略微高渗。因为制剂中脂肪含量低、混合有 MCT，所以脂肪吸收不良导致腹泻的风险应该是最小的。肠内营养在 24 小时内增加到目标速率可能是导致腹泻的原因。J.N. 已有 2 个月没有使用过胃肠道，因此起始以 10~20ml/h 速率喂饲，然后每 8~12 小时增加 10ml，在 48~72 小时内达到目标速率会比较适合 J.N.[35-37]。空肠对营养液的剂量或浓度适应慢，24 小时内的制剂剂量增加都可能导致腹泻。同时需要使用泵以维持肠内营养匀速灌注。如果是剂量变化导致的腹泻，那么可以减少用量，这样能减少 24 小时内粪便的排出。如果 J.N. 对减少剂量没有反应，那么需要停用肠内营养 24 小时，并观察他的腹泻是否减少或停止。与肠内营养直接相关的腹泻通常是渗透性腹泻，停药 24 小时内会停止[39]。比停用肠内营养更客观的方法是检测大便的渗透压。肠内营养制剂导致的腹泻伴有较大的渗透压间隙，而分泌性腹泻（如感染性腹泻）的渗透压间隙较低或为负值[39]。

J.N. 选用的是置于密封袋中的即用型低聚物制剂，因此不需要考虑与混合操作相关的细菌污染问题。制剂转移到输液袋过程中的洁净情况、制剂在输液袋中储存的时间以及输液袋的清洁方式都与制剂细菌污染有关。J.N. 采用肠道封闭系统的方式给药（如可直接使用的含制剂的输液袋），在操作得当的前提下，基本消除了转移所致的制剂污染。使用前往预冲输液袋中添加任何东西（如药物、碳水化合物、脂肪或蛋白质、MCT 油）都会造成系统污染，此时应当遵循开放肠道系统的操作指南（如使用时间、设置更改）。即使是与制剂分开使用，渗透压以及营养液配置和输注过程中潜在的污染都是营养组件可能导致腹泻的原因。J.N. 选用的制剂不能满足他对蛋白质的需求，因此需要在肠内营养中添加蛋白质组件。营养计划包括了蛋白质组件的添加，然而查阅药物治疗记录，目前已经开始使用蛋白质组件。

药物是导致管饲患者腹泻的主要原因[30,36,77-79]。J.N. 目前正在使用抗菌药物而且已经使用了一段时间。然而，因为没有记录大便次数和持续时间，也没有对腹泻做明确定义，所以抗菌药物相关性腹泻的发生率很难确定。在 J.N. 前次治疗之后，他的难辨梭状芽孢杆菌感染现在可

能复发。大便样本需送检培养难辨梭状芽孢杆菌以及检测难辨梭状芽孢杆菌的毒素。评估 J. N. 的药物治疗方案可能有助于发现与药物（如含山梨醇的药物、抗酸剂、口服镁、氯化钾、磷补充剂或 H_2 受体拮抗剂）相关的腹泻，这有助于考虑改变治疗方案或者选用不同的给药途径[28,36]。为减少胃肠道不良反应，高渗的液体剂型药物在使用前要稀释[34,35,65,66]。

　　J. N. 要尽可能继续使用他的胃肠道。为保持胃肠道屏障和宿主免疫功能，使用肠内营养显然比使用肠外营养更好[4,18-20,49,55]。在危重症患者中，CCP 和 SCCM-ASPEN 指南都推荐使用肠内营养替代肠外营养[4,18,18]。两份指南都认为当肠内营养不能满足患者每日营养需求时可以适当补充肠外营养，但没有一份指南中涉及与 J. N. 类似的长期慢性危重症患者。胃肠道没有肠内刺激会增加脓毒症发生的风险。目前还不清楚这是细菌易位还是其他什么原因造成的。细菌易位是一个尚未得到验证的体内过程，即肠内细菌或内毒素经胃肠道黏膜进入肠系膜淋巴结和门脉循环。此外，胃肠道还有免疫功能，尤其是分泌免疫球蛋白 A（IgA）。在胃肠道缺乏适当刺激时，IgA 的有效保护减少，呼吸道感染，如肺炎的发生会增加。与肠外营养相比，肠内营养能减轻严重应激患者的分解代谢，而为达到这种效果，必须在应激事件后尽快开始肠内喂养。在决定 J. N. 是否需要停用肠内营养之前，所有可能导致腹泻的原因都要排查。需要权衡停用肠内营养对改善液体和电解质平衡方面可能的获益，和继续使用肠内营养刺激胃肠道减少感染方面潜在的获益。肠内营养联合肠外营养也是可以考虑的方法，尤其在 J. N. 可以耐受部分肠内营养但无法加量至目标速率的情况下。如果肠内营养停用超过 1~2 日，则需要开始使用全肠外营养。

（金知萍 译，吴国豪 校，吕迁洲 审）

参考文献

1. White JV et al. Consensus statement of the Academy of Nutrition and Dietetics/American Society for Parenteral and Enteral Nutrition: characteristics recommended for the identification and documentation of adult malnutrition (undernutrition). *J Acad Nutr Diet*. 2012;112:730.

2. Jensen GL et al. Nutrition screening and assessment. In: Mueller C et al, eds. *The A.S.P.E.N. Adult Nutrition Support Core Curriculum*. Silver Spring, MD: American Society for Parenteral and Enteral Nutrition; 2012:156.

3. Brantley SL, Mills ME. Overview of enteral nutrition. In: Mueller C et al, eds. *The A.S.P.E.N. Adult Nutrition Support Core Curriculum*. Silver Spring, MD: American Society for Parenteral and Enteral Nutrition; 2012:171.

4. McClave SA et al. Guidelines for the Provision and Assessment of Nutrition Support Therapy in the Adult Critically Ill Patient: Society of Critical Care Medicine (SCCM) and American Society for Parenteral and Enteral Nutrition (A.S.P.E.N.). *JPEN J Parenter Enteral Nutr*. 2009;33:277.

5. McClave SA et al. Nutrition support in acute pancreatitis: a systematic review of the literature. *JPEN J Parenter Enteral Nutr*. 2006;30:143.

6. Parrish CR et al. Pancreatitis. In: Mueller C et al, eds. *The A.S.P.E.N. Adult Nutrition Support Core Curriculum*. Silver Spring, MD: American Society for Parenteral and Enteral Nutrition; 2012:473.

7. Bankhead RR et al. Enteral access devices. In: Mueller C et al, eds. *The A.S.P.E.N. Adult Nutrition Support Core Curriculum*. Silver Spring, MD: American Society for Parenteral and Enteral Nutrition; 2012:207.

8. Stayner JL et al. Feeding tube placement: errors and complications. *Nutr Clin Pract*. 2012;27:738.

9. Baskin WN. Acute complications associated with bedside placement of feeding tubes. *Nutr Clin Pract*. 2006;21:40.

10. Vanek VW. Ins and outs of enteral access: part 2-Long term access—esophagostomy and gastrostomy. *Nutr Clin Pract*. 2003;18:50.

11. Vanek VW. Ins and outs of enteral access. Part 3: Long-term access—jejunostomy. *Nutr Clin Pract*. 2003;18:201.

12. Poteet SJ et al. Inpatient mortality and length of stay comparison of percutaneous endoscopic gastrostomy and percutaneous endoscopic gastrojejunostomy. *J Laparoendosc Adv Surg Tech*. 2010;20:587.

13. Bankhead RR et al. Gastrostomy tube placement outcomes: comparison of surgical, endoscopic, and laparoscopic methods. *Nutr Clin Pract*. 2005;20:607.

14. McClave SA et al. North American summit on aspiration in the critically ill patient: consensus statement. *JPEN J Parenter Enteral Nutr*. 2002;26(6 Suppl):S80.

15. Metheny NA et al. Relationship between feeding tube site and respiratory outcomes. *JPEN J Parent Enteral Nutr*. 2011;35(3):346.

16. Zhang Z et al. Comparison of postpyloric tube feeding and gastric tube feeding in intensive care unit patients: a meta-analysis. *Nutr Clin Pract*. 2013;28(3):371–380.

17. Food and Nutrition Board, Institute of Medicine, National Academies. Dietary Reference Intakes (DRIs): summary tables. http://www.nationalacademies.org/hmd/~/media/Files/Activity%20Files/Nutrition/DRI-Tables/5Summary%20TableTables%2014.pdf?la=en. Accessed August 1, 2017.

18. Heyland DK et al. Canadian clinical practice guidelines for nutrition support in mechanically ventilated, critically ill adult patients. *JPEN J Parenter Enteral Nutr*. 2003;27:355.

19. Canadian Clinical Practice Guidelines Committee. 2015 Canadian Clinical Practice Guidelines. Highlights of the 2015 Canadian Clinical Practice Guidelines. http://www.criticalcarenutrition.com/index.php?option=com_content&view=category&layout=blog&id=25&Itemid=109. Accessed August 27, 2015.

20. Dhaliwal R et al. The Canadian critical care nutrition guidelines in 2013: an update on current recommendations and implementation strategies. *Nutr Clin Pract*. 2014;29(1):29.

21. Matthews DE. Protein and amino acids. In: Shils ME et al, eds. *Modern Nutrition in Health and Disease*. 10th ed. Baltimore, MD: Lippincott Williams & Wilkins; 2005:23.

22. Young LS et al. Protein. In: Mueller C et al, eds. *The A.S.P.E.N. Adult Nutrition Support Core Curriculum*. Silver Spring, MD: American Society for Parenteral and Enteral Nutrition; 2012:84.

23. Newman AB et al. Weight change and the conservation of lean mass in old age: the health, aging and body composition study. *Am J Clin Nutr*. 2005;82:872.

24. Posthauer ME et al. Enteral nutrition for older adults in healthcare communities. *Nutr Clin Pract*. 2014;29(4):445.

25. Kraft MD et al. Review of the refeeding syndrome. *Nutr Clin Pract*. 2005;20:625.

26. Cresci G et al. Enteral formulations. In: Mueller C et al, eds. *The A.S.P.E.N. Adult Nutrition Support Core Curriculum*. Silver Spring, MD: American Society for Parenteral and Enteral Nutrition; 2012:186.

27. Marian M, Carlson SJ. Enteral formulations. In: Merritt R et al, eds. *A.S.P.E.N. Nutrition Support Practice Manual*. 2nd ed. Silver Spring, MD: American Society for Parenteral and Enteral Nutrition; 2005:63.

28. Rollins CJ. Drug-nutrient interactions in patients receiving enteral nutrition. In: Boullata JI, Armenti VT, eds. *Handbook of Drug Nutrient Interactions*. 2nd ed. Totowa, NJ: Humana Press; 2010:367.

29. Food and Nutrition Board, Institute of Medicine, National Academies. Dietary, functional, and total fiber. Dietary Reference Intakes for Energy, Carbohydrate, Fiber, Fat, Fatty Acids, Cholesterol, Protein, and Amino Acids (Macronutrients). Washington, DC: National Academies Press; 2005. http://www.nap.edu/openbook.php?record_id=10490&page=339. Accessed July 22, 2015.

30. Btaiche IF et al. Critical illness, gastrointestinal complications, and medication therapy during enteral feeding in critically ill adult patients. *Nutr Clin Pract*. 2010;25(1):32.

31. Bliss DZ, Jung H-JG. Fiber. In: Gottschlich MM et al, eds. *A.S.P.E.N. Nutrition Support Core Curriculum: A Case-Based Approach—The Adult Patient*. Silver Spring, MD: American Society for Parenteral and Enteral Nutrition; 2007:88.

32. Speigel JE et al. Safety and benefits of fructooligosaccharides as food ingredients. *Food Technol*. 1994;48:85.

33. Thompson C. Initiation, advancement, and transition of enteral feedings. In: Charney P, Malone A, eds *ADA Pocket Guide to Enteral Nutrition*. Chicago, IL: American Dietetic Association; 2006:123.

34. Boullata J et al, eds. *A.S.P.E.N. Enteral Nutrition Handbook*. Silver Spring, MD: American Society for Parenteral and Enteral Nutrition; 2010.

35. Bankhead R et al. Enteral nutrition practice recommendations. *JPEN J Parenter Enteral Nutr*. 2009;33:122.

36. Lord L, Harrington M. Enteral nutrition implementation and management. In: Merritt RJ et al, eds. *A.S.P.E.N. Nutrition Support Practice Manual*. 2nd ed. Silver Spring, MD: American Society for Parenteral and Enteral Nutrition; 2005:76.

37. Malone AM et al. Complications of enteral nutrition. In: Mueller C et al, eds. *The A.S.P.E.N. Adult Nutrition Support Core Curriculum*. Silver Spring, MD: American Society for Parenteral and Enteral Nutrition; 2012:219.

38. Global Enteral Device Supplier Association (GEDSA). Stay Connected initiative. Enhancing patient safety. http://www.StayConnected2015.org. Accessed August 20, 2015.

39. Russell MK. Monitoring complications of enteral feedings. In: Charney P, Malone A, eds. *ADA Pocket Guide to Enteral Nutrition*. Chicago, IL: American Dietetic Association; 2006:155.

40. Coeffier M, Dechelotte P. The role of glutamine in intensive care unit patients: mechanisms of action and clinical outcome. *Nutr Rev*. 2005;63:65.

41. Grimble RF. Immunonutrition. *Curr Opin Gastroenterol*. 2005;21:216.

42. Pattanshetti VM et al. Enteral glutamine supplementation reducing infectious morbidity in burn patients: a randomized controlled trial. *Indian J Surg*. 2009;71:193.

43. Heyland DK et al. A randomized trial of glutamine and antioxidants in critically ill patient. *New Engl J Med*. 2013;368:1489.

44. van Zanten AR et al. High-protein enteral nutrition enriched with immune-modulating nutrients vs standard high-protein enteral nutrition and nosocomial infections in the ICU: a randomized clinical trial. *JAMA*. 2014;312:514.

45. Sacks GS. The data in support of glutamine supplementation. *Nutr Clin Pract*. 2003;18:386.

46. Mizock BA. Immunonutrition and critical illness: an update. *Nutrition*. 2010;26:701.

47. Marik PE, Zaloga GP. Immunonutrition in high-risk surgical patients: a systematic review and analysis of the literature. *JPEN J Parenter Enteral Nutr*. 2010;34:378.

48. Heyland D, Dhaliwal R. Immunonutrition in the critically ill: from old approaches to new paradigms. *Intensive Care Med*. 2005;31:501.

49. Cresci G. Targeting the use of specialized nutritional formulas in surgery and critical care. *JPEN J Parenter Enteral Nutr*. 2005;29:S92.

50. Hise ME, Brown JC. Lipids. In: Mueller C et al, eds. *The A.S.P.E.N. Adult Nutrition Support Core Curriculum*. Silver Spring, MD: American Society for Parenteral and Enteral Nutrition; 2012:64.

51. Stapleton RD et al. Fish oil in critical illness: mechanisms and clinical application. *Crit Care Clin*. 2010;26(3):501, ix.

52. Lee S et al. Current clinical applications of omega-6 and omega-3 fatty acids. *Nutr Clin Pract*. 2006;21:323.

53. Kurmis R et al. The use of immunonutrition in burn injury care: where are we? *J Burn Care Res*. 2010;31(5):677.

54. Marik PE, Zaloga GP. Immunonutrition in critically ill patients: a systematic review and analysis of the literature. *Intensive Care Med*. 2008;34:1980.

55. Senkal M et al. Preoperative oral supplementation with long-chain omega-3 fatty acids beneficially alters phospholipid fatty acid patterns in liver, gut mucosa, and tumor tissue. *JPEN J Parenter Enteral Nutr*. 2005;29:236.

56. Matarese LE. Rationale and efficacy of specialized enteral and parenteral formulas. In: Matarese LE, Gottschlich MM, eds. *Contemporary Nutrition Support Practice: A Clinical Guide*. 2nd ed. Philadelphia, PA: WB Saunders; 2003:263.

57. Rollins CJ. Basics of enteral and parenteral nutrition. In: Wolinsky I et al, eds. *Nutrition in Pharmacy Practice*. Washington, DC: American Pharmaceutical Association; 2002:213.

58. Cai B et al. Effect of supplementing a high-fat, low-carbohydrate enteral formula in COPD patients. *Nutrition*. 2003;19:229.

59. Pontes-Arruda A et al. The use of an inflammation-modulating diet in patients with acute lung injury or acute respiratory distress syndrome: a meta-analysis of outcome data. *JPEN J Parenter Enteral Nutr*. 2008;32:596.

60. Grau-Carmona T et al. Effect of an enteral diet enriched with eicosapentaenoic acid, gamma-linolenic acid and anto-oxidants on the otcome of mechanically ventilated, critically ill, septic patients. *Clin Nutr*. 2011;30:578.

61. Kagan I et al. Preemptive enteral nutrition enriched with eicosapentaenoic acid, gamma-linolenic acid and antioxidants in severe multiple trauma: a prospective, randomized, double-blind study. *Intensive Care Med*. 2015;41(3):460.

62. Franz MJ et al. The evidence for medical nutrition therapy for Type 1 and Type 2 diabetes in adults. *J Am Diet Assoc*. 2010;110:1852.

63. Elia M et al. Enteral nutritional support and use of diabetes-specific formulas for patients with diabetes: a systematic review and meta-analysis. *Diabetes Care*. 2005;28:2267.

64. McMahon MM et al. A.S.P.E.N. clinical guidelines: nutrition support of adult patients with hyperglycemia. *Nutr Clin Pract*. 2013;37910:23.

65. Rollins CJ. Drug-nutrient interactions. In: Mueller C et al., eds. *The A.S.P.E.N. Adult Nutrition Support Core Curriculum*. Silver Spring, MD: The American Society for Parenteral and Enteral Nutrition, 2012:299.

66. Nyffeler MS et al. Drug-nutrient interactions. In: Merritt R et al, eds. *A.S.P.E.N. Nutrition Support Practice Manual*. 2nd ed. Silver Spring, MD: American Society for Parenteral and Enteral Nutrition; 2005:118.

67. Williams NT. Medication administration through enteral feeding tubes. *Am J Health Syst Pharm*. 2008;65:2347.

68. Seifert CF, Johnston BA. A nationwide survey of long-term care facilities to determine the characteristics of medication administration through enteral feeding catheters. *Nutr Clin Pract*. 2005;20:354.

69. Schier JG et al. Fatality from administration of labetalol and crushed extended-release nifedipine. *Ann Pharmacother*. 2003;37:1420.

70. Institute for Safe Medication Practices (ISMP). Oral dosage forms that should not be crushed. http://www.ismp.org/Tools/DoNotCrush.pdf. Accessed July 23, 2015.

71. Au Yeung SC, Ensom MH. Phenytoin and enteral feedings: does evidence support an interaction? *Ann Pharmacother*. 2000;34:896.

72. Pattinson A, Bucholtz J. Home enteral nutrition. In: Charney P, Malone A, eds. *ADA Pocket Guide to Enteral Nutrition*. Chicago, IL: American Dietetic Association; 2006:193.

73. Winkler M et al. Home nutrition support. In: Mueller C et al, eds. *The A.S.P.E.N. Adult Nutrition Support Core Curriculum*. Silver Spring, MD: American Society for Parenteral and Enteral Nutrition; 2012:640.

74. Rollins CJ. Nutrition therapies: parenteral nutrition, enteral nutrition, and hydration. In: Counce J, ed. *NHIA Home Infusion Therapy Module 4*. 4th ed. Alexandria, VA: National Home Infusion Association; 2015.

75. Department of Health and Human Services. Centers for Medicare and Medicaid Services. DME Information Form. CMS-10126-Enteral and Parenteral Nutrition. http://downloads.cms.gov/medicare-coverage-database/lcd_attachments/11576_17/DMEInformationFormParenteralNutrition.pdf. Accessed August 24, 2015.

76. Polage CR et al. Nosocomial diarrhea: evaluation and treatment of causes other than *Clostridium difficile*. *Clin Infect Dis*. 2012;55(7):982.

77. Hollander JM, Mechanick JI. Nutrition support and the chronic critical illness syndrome. *Nutr Clin Pract*. 2006;21:587.

78. Whelan K, Schneider SM. Mechanisms, prevention, and management of diarrhea in enteral nutrition. *Curr Opin Gastroenterol*. 2011;27:152.

79. Halmos EP et al. Diarrhoea during enteral nutrition is predicted by the poorly absorbed short-chain carbohydrate (FODMAP) content of the formula. *Aliment Pharmacol Ther*. 2010;32:925.

38 第38章 成人肠外营养

Susan L. Mayhew and Richard S. Nicholas

核心原则	章节案例
① 肠外营养(parenteral nutrition,PN)液是一种静脉(intravenous,IV)混合复方制剂,需要严格遵守安全的混合规章制度。	案例38-2(问题5~8) 案例38-3(问题8) 案例38-4(问题7) 表38-1、表38-2和表38-4
② 肠外营养主要适用于胃肠道功能缺失的患者,在患者使用肠外营养前,应先评估患者是否有使用肠外营养的适应证。	案例38-2(问题1) 表38-3
③ 热卡、蛋白质、液体、电解质、维生素及矿物质要根据患者个体化的需要进行补充,具体要取决于患者的基础营养状况、病史、临床表现及静脉通路。	案例38-1(问题1~6) 案例38-2(问题4) 案例38-3(问题1、4、5和9) 案例38-4(问题1、2、4和5) 表38-6~表38-8
④ 在肠外营养启动之前,医生必须了解患者潜在的代谢及呼吸系统的并发症,包括再喂养综合征、二氧化碳排泄增加及高血糖症。实施特殊营养支持要对营养液的剂量、宏量营养素和微量营养素进行合理调整以避免或减少并发症的发生。	案例38-2(问题3和9) 案例38-3(问题2、3、6和7) 案例38-4(问题3)
⑤ 合理监测患者生命体征、体重、体温、血生化指标、血液学指标、营养物质摄入和液体出入量对肠外营养疗法的顺利实施以及适当调整治疗方案是至关重要的。	案例38-2(问题9) 案例38-3(问题7) 表38-5
⑥ 家庭肠外营养输注技术的进步使越来越多的患者接受家庭肠外营养治疗,并使得患者能自己照护自己。医生需要对患者的液体和营养需求量详细了解后给予最佳的家庭肠外营养治疗方案,以确保患者获得良好的临床结局和最佳的生活质量。	案例38-4(问题5和6)
⑦ 医生需要了解家庭(或长期)肠外营养治疗的并发症,主要为肝胆疾病、代谢性骨病及中心导管相关并发症。	案例38-4(问题7~9)
⑧ 液体量、宏量营养素的选择、电解质含量、维生素、矿物质变化都应当依据患者是否存在肝肾功能不全、短肠综合征、肥胖、糖尿病、胰腺炎及呼吸衰竭进行调整。	案例38-1(问题2) 案例38-3(问题1~3) 案例38-4(问题3和5)

长期以来,人们一直认为患者的营养状况直接影响了疾病或损伤的康复。营养不良与诸多并发症相关,包括伤口愈合不良、感染、住院时间的延长及死亡率的增加[1]。营养支持的首选途径是经胃肠道供给。如果胃肠道途径不可行,可选择肠外营养。几个世纪以来,临床医生通过静脉插管和橄榄油或牛奶等营养物质进行静脉喂养。不幸的是,历史经验表明利用血管系统进行营养补充极具挑战。临床医生在实施肠外营养的时候受到以下几个方面的限制:热

卡的供给总量,缺乏可靠的静脉通路,以及不能保证无菌而增加感染的风险[2]。

20世纪60年代,中心静脉导管(central vein catheters,CVCs)的出现开辟了当代的静脉喂养——肠外营养治疗。CVCs使能迅速溶解在循环系统中的浓缩营养混合剂得以应用。在有中心导管之前,为了安全考虑,通过外周导管补充的能量和营养素的剂量有限[3]。

静脉途径的种类

肠外营养可以通过外周或者中心静脉进行输注,具体选择哪一种静脉通路要取决于患者所需肠外营养治疗的持续时间和营养需求量[1]。

外周静脉通路

一般来说,当预期肠外营养治疗的时间不超过10日,或者患者仅处于较低程度应激状态及机体对能量和蛋白质的需要量在中等以下时,可考虑使用外周静脉通路。由于肠外营养需要添加低浓度的葡萄糖和氨基酸溶液,因此患者必须有良好的外周静脉通路以承受大量的输液[4]。

肠外营养对外周静脉产生高渗刺激。对于成人而言,肠外营养制剂渗透压应当始终维持在900mOsm/L以下以减少在滴注过程中对周围静脉的刺激和患者不适感(一般正常人血浆渗透压为280~300mOsm/L)。传统的经外周静脉输注的肠外营养液通常由低浓度葡萄糖(5%~10%)和氨基酸(3%~5%)构成,经外周静脉输注的肠外营养需要经常变换静脉通路的位置(至少每48~72小时1次)。由于通过外周静脉输注的肠外营养液需要被稀释,因此患者每日需要输液数升以满足人体能量和蛋白质的需要。经外周静脉输注的肠外营养液提供的热量小于1kcal/ml,但是可以通过同时静脉输注脂肪乳剂或将脂肪乳剂添加到葡萄糖和氨基酸的混合液中来增加热量的供给。脂肪乳剂可以通过它的稀释作用以及缓冲效应来减少营养液对静脉的刺激[5,6]。

中心静脉通路

中心静脉通路是下列人群进行肠外营养治疗的首选途径:胃肠道功能缺失的患者,7日以上不能利用胃肠道功能的患者,外周静脉通路有限的患者以及通过外周静脉不能满足机体能量和蛋白质需要的患者[1,4,7]。

传统的方法是将中心静脉导管经皮肤穿刺置入锁骨下静脉并沿着静脉走行将导管尖端留置于右心房上腔静脉的上部。一种新的导管技术可以通过外周静脉置入中心静脉插管(peripherally inserted central catheter,PICC),即通过穿刺肘前静脉并导入静脉导管直至导管尖端到达上腔静脉的上部[7-9]。也可以通过穿刺颈内和颈外静脉置入中心静脉导管并将导管送至上腔静脉上部,但是保持这些穿刺部位覆盖敷料的无菌状态要比通过锁骨下静脉穿刺或者PICC建立中心静脉导管要更加困难。上腔静脉血流速度快,可以快速稀释高浓度的肠外营养液以减少静脉炎或血栓形成。一些不能将中心静脉导管置于上腔静脉的患者可以行

股静脉穿刺并将导管尖端放置在下腔静脉。但是这种置管方式导致导管感染的风险较大[6,7]。

与通过外周静脉输注肠外营养不同的是,通过中心静脉输注的肠外营养液中葡萄糖(20%~35%)、氨基酸(5%~10%)和脂肪乳剂的浓度相对较高。通过中心静脉输注的肠外营养液可以提供的热量大于1kcal/ml,渗透压大于2 000mOsm/L。由于患者每日所需的营养素都能通过中心静脉给予,因此,中心静脉肠外营养通常也称为全肠外营养。

肠外营养制剂的成分

肠外营养制剂是由40多种不同的营养物质组成的复杂的混合物,包括碳水化合物(葡萄糖)、蛋白质(氨基酸)、脂肪(脂质或静脉脂肪乳剂),以及水、电解质、维生素和微量元素。肠外营养制剂的配置过程必须基于患者的个体化需求,并在无菌环境下进行[10,11]。肠外营养中的三大宏量营养素在供应商处都有不同浓度的产品规格。灭菌注射用水不但用于稀释三大宏量营养素以达到处方要求的葡萄糖、氨基酸和脂肪乳剂的浓度,同时也可用于满足肠外营养制剂最终的容量要求。

肠外营养的配置可以应用以下两种方式冲配:一种方法就是在葡萄糖氨基酸混合溶液(二合一)中混入背负式静脉脂肪乳剂(IV fat emulsion,IVFE);另一种为全肠外营养液(三合一),即葡萄糖、氨基酸及静脉脂肪乳剂在同一个输液袋中混合。市场上也有葡萄糖和氨基酸构成比不同的预混肠外营养溶液。预混无菌的肠外营养溶液通常具有较长的保存时间,但是这类产品无法满足患者个体化的营养治疗需求。

在配置和管理这种复杂治疗方法中发生的错误会导致患者伤害甚至死亡。医院药剂师有责任确保肠外营养在配置过程中的安全性、准确性及无菌性。目前已出台肠外营养安全操作规则来防止营养液配置不规范导致的潜在危害。药理学主要关注的是肠外营养液的混合、制剂组成、标签、稳定性及肠外营养制剂的过滤,这些内容在肠外营养制剂的安全操作规则中已进行讲解[12]。

肠外营养治疗的费用昂贵,其花费不仅用于各种药物的混合还用于准备静脉通路、实验室检查和处理治疗过程中出现的并发症。正是由于肠外营养治疗的高昂费用和复杂性,临床应严格审查患者的适应证。

碳水化合物

葡萄糖注射液是最常应用的经静脉输注的碳水化合物。葡萄糖溶液浓度从2.5%~70%不等。这些葡萄糖溶液与肠外营养液中的其他成分混合,并被灭菌注射用水稀释到不同的最终浓度。水合葡萄糖能提供3.4kcal/g的热量,而膳食碳水化合物的能量密度则为4kcal/g。

甘油是一种糖醇,能量密度为4.3kcal/g,是另外一种碳水化合物能量底物。配置外周肠外营养液时,甘油可以作为预混的肠外营养制剂的成分(3%甘油与3%氨基酸混合)。由于这种预混合制剂的浓度较稀,通常需要输注大量预混制剂才能满足机体的能量需求。

脂质

　　脂质或静脉脂肪乳剂是能量密度最大的宏量营养素，也是必需脂肪酸的来源。目前，临床应用静脉脂肪乳剂还存在一些争议，主要是由于其会对免疫系统、炎症反应以及肝功能产生影响。这也促进了新型脂肪乳剂（结构脂肪乳剂）的出现，例如部分 n-6 多不饱和脂肪酸（polyunsaturated fatty acid，PUFA）已经被生物活性较低的脂肪酸所替代，如椰子油（富含中链结构脂肪酸）、橄榄油（富含 n-9 单不饱和脂肪酸）或者鱼油（富含 n-3 多不饱和脂肪酸），这些新型的脂肪乳剂的出现对传统的大豆油和大豆/红花油乳剂（n-6FA）形成了巨大冲击。结构脂肪乳剂在美国以外已经使用多年，美国食品药品监督管理局最近批准了橄榄油和豆油 4：1 混合的静脉脂肪乳剂以及另一种含有豆油、中链甘油三酯、橄榄油及鱼油的注射用脂肪乳剂[13,14]。

　　市面上传统的脂肪乳剂的规格主要有 10%（1.1kcal/ml）、20%（2.0kcal/ml）和 30%（3.0kcal/ml）。每克脂肪可提供 9kcal 能量，而加入甘油的脂肪乳剂能量密度略增，每毫升 10% 静脉脂肪乳剂可产生 1.1kcal，而每毫升 20% 和 30% 静脉注射用脂肪乳剂分别可产生 2.0kcal 和 3.0kcal。脂肪乳剂中的其他成分还包括调节渗透压的甘油、作为乳化剂的蛋磷脂、维生素 K 和调节溶液最终 pH 的氢氧化钠。10% 和 20% 静脉脂肪乳剂可以与葡萄糖和氨基酸的混合溶液分别同时输注，或者将其加入到肠外营养液中与葡萄糖和氨基酸一起混合输注（背负式静脉输注）。30% 静脉脂肪乳剂只能用于与葡萄糖、氨基酸混合配制成复合制剂[15]。

氨基酸

　　合成的结晶氨基酸能提供人体所需蛋白质和氮源（6.25g 蛋白质 = 1g 氮）。氮是细胞结构的基本组成部分，也是机体合成酶、肽类激素、结构蛋白和血清蛋白的原料。当蛋白质氧化供能时，每克可提供 4kcal 能量。在计算肠外营养患者所需的能量时通常不计入蛋白质或氨基酸提供的能量。理想状态下，氨基酸用于刺激蛋白质合成及人体组织修复而非氧化产能；然而，机体不会按照这样的方式进行能量代谢。因此，现在常规的做法还是把蛋白质产生的热量计算到总热量中去。表 38-1 总结了营养素和它们的能量密度。

　　市售的氨基酸产品浓度从 3.5% 到 20% 不等，各种产品的氨基酸含量、电解质浓度和 pH 有细微的差别。通常，氨基酸产品分为标准型或者特殊型。标准型由必需氨基酸、非必需氨基酸、半必需氨基酸均衡搭配而成，特殊型则为特殊疾病而修改配方制成。

　　特殊型氨基酸产品目前常被用于治疗新生儿和成人肝性脑病、肾功能不全及重症患者。与标准型氨基酸相比，为肝功能衰竭患者设计的特殊型氨基酸中支链氨基酸的含量增加，而芳香族氨基酸的含量减少。这种制剂能用来纠正肝衰竭导致的芳香族和支链氨基酸比例的失衡。芳香族氨基酸的增加会引起患者精神状态异常。但是目前没有临床研究证据表明，支链氨基酸加强型制剂较标准型制剂能有

表 38-1

肠外营养素的能量密度

营养素	kcal/g	kcal/ml
氨基酸	4	
5% 氨基酸		0.2
10% 氨基酸		0.4
葡萄糖	3.4	
10% 葡萄糖		0.34
50% 葡萄糖		1.7
70% 葡萄糖		2.38
脂肪	10	
10% 脂肪乳剂		1.1
20% 脂肪乳剂		2
30% 脂肪乳剂		3
甘油	4.3	
3% 甘油		0.129
中链甘油三酯	8.3	

效改善患者的预后[16-18]。支链氨基酸加强型制剂可用于标准治疗（腔内抗生素或乳果糖）无效的肝性脑病患者[16]。肾衰竭患者使用的特殊型氨基酸以必需氨基酸为主[19]，其临床应用的理论依据主要是非必需氨基酸能通过尿素和必需氨基酸的再循环而生成。肾病用特殊型氨基酸制剂的适应证有限[20]。急性肾损伤患者需要使用标准型氨基酸。

　　改良的氨基酸制剂也可用于处于高分解代谢状态如创伤或灼伤的重症患者。这些制剂中支链氨基酸（亮氨酸、异亮氨酸和缬氨酸）的含量丰富，从而纠正严重代谢应激状态下骨骼肌分解代谢的增加。虽然这些支链氨基酸强化型制剂也许能略微改善患者体内的氮平衡，但是尚未有临床研究证据表明能改善患者的预后[21,22]。不同氨基酸制剂请参见表 38-2。

微量营养素

　　微量营养素包括代谢所需的电解质、维生素、微量矿物质。生产商可以提供这些微量营养素的单一组分，也可以提供多个微量营养素的复合物。例如微量元素锌既可以作为单一组分，也可以与其他微量元素如铜、铬、镁和硒组成复合制剂。同样的是，电解质既能以单个盐的形式，也能以复合物的形式供临床使用，进而方便混合配置。目前，市售可添加至肠外营养制剂中的维生素通常为多种维生素复合物，但一些维生素也可制成单品。使用中应当注意各种不同制剂中的微量营养素的含量以避免某种微量营养素的不足或者过多。

表 38-2

氨基酸产品比较

品种	商品名	成品浓度(%)
标准型制剂		
含必需氨基酸[a]和非必需氨基酸[b],部分产品含电解质[c]	Aminosyn,Aminosy II	3.5[c]、5.7[c]、8.5[c]、10[c]、15
	FreAmine III	3、8.5、10
	Novamine	15
	Prosol	20
	Travasol	3.5[c]、5.5[c]、8.5[c]、10
肝功能衰竭制剂		
含必需氨基酸和非必需氨基酸,以及一定比例的支链氨基酸(亮氨酸,异亮氨酸和缬氨酸)	HepatAmine	8
	Hepatasol	8
肾衰竭制剂		
主要含必需氨基酸,RenAmin 也含非必需氨基酸	Aminess	5.2
	Aminosyn-RF	5.2
	Nephramine	5.4
	RenAmin	6.5
应激状态氨基酸制剂		
除必需氨基酸和非必需氨基酸外,含较多亮氨酸、异亮氨酸、缬氨酸	Aminosyn HBC	7
	FreAmin HBC	6.9
其他		
仅含支链氨基酸(亮氨酸,异亮氨酸和缬氨酸)的制剂,必须与常规制剂合用	Branch Amin	4

[a] 必需氨基酸:异亮氨酸、亮氨酸、赖氨酸、蛋氨酸、苯丙氨酸、苏氨酸、色氨酸、缬氨酸、组氨酸。
[b] 非必需氨基酸:半胱氨酸、精氨酸、丙氨酸、脯氨酸、甘氨酸、谷氨酰胺、天门冬氨酸、丝氨酸、酪氨酸。
[c] 可包含或不包含电解质。
来源:Zerr KJ et al. Glucose control lowers the risk of wound infection in diabetics after open heart operations. Ann Thorac Surg. 1997;63:356; Rose BD. *Clinical Physiology of Acid-Base and Electrolyte Disorders*. 4th ed. New York,NY:McGraw-Hill;1994:891.

肠外营养

患者评估:基于人群的制剂

案例 38-1

问题 1:A. A. ,70 岁,男性,因左侧面瘫不能言语,左侧上下肢肌肉萎缩被送至急诊室。被诊断为缺血性脑卒中收治入院。改良的钡吞咽检查提示其误吸的风险增加。利用肠内管饲预防误吸。在接受肠内营养时,A. A. 出现腹痛和腹胀。改用其他肠内营养制剂和方案也导致同样的结果。于是停用肠内喂养,开始进行短期的外周肠外营养。他当日体重 82kg,身高 178cm。

实验室检查结果如下:

钠(Na):142mmol/L
钾(K):4.1mmol/L
氯(Cl):100mmol/L
碳酸氢盐(HCO$_3^-$):25mmol/L
血尿素氮(BUN):10mg/dl
肌酐(Cr):1.0mg/dl
葡萄糖(GLU):91mg/dl
钙(Ca):9.4mg/dl
镁(Mg):2.1mg/dl
磷(P):3.4mg/dl
总蛋白(TP):6.0g/dl
白蛋白(ALB):3.6g/dl
前白蛋白(PA):18mg/dl
白细胞计数(WBC):8 800/μl
评估他的营养状况。

A. A. 入院前是一名健康、营养状况良好的男性。然而，A. A. 的内脏蛋白水平为正常范围偏低，提示他可能存在营养不良的风险。关于营养不良患者评估方法更详细的描述参见第 35 章。第 35 章的原则适用于本案例及本章其他案例。他处于极低的应激水平，且基线电解质水平在正常范围内。

案例 38-1，问题 2：利用人群估算法为 A. A. 计算热量和蛋白质目标。

A. A. 开始的热量目标需满足他目前的基础代谢和脑卒中恢复相关的轻度应激所产生的能量消耗。A. A. 满足"住院患者，轻度应激"的分类，需要每日 20~25kcal/kg 的能量（参见表 35-3，第 35 章）。在计算能量需要量时，应使用 A. A. 的实际体重84kg，因为他的代谢和目前能量消耗会随着他体重下降而有所下降。对于体重明显降低的患者而言，使用日常或理想体重计算将会导致喂养过度。A. A. 每日的热量目标应为 1 690~2 113kcal。

蛋白质目标是基于体重、应激程度和疾病状态来估算的。A. A. 有脑卒中史，并且存在轻度代谢应激。他的蛋白质目标应能维持他目前的蛋白质水平。根据表 35-4（第 35 章）中指南推荐，A. A. 的蛋白质需求量为每日 1.0g/kg（范围 1.0~1.2）或85g。由于能量消耗和蛋白质需要量的计算都仅仅是估计；应监测患者的临床状况并据此调整蛋白质需求量。肠外营养中蛋白质来源是合成的氨基酸。通常情况下，1g 蛋白质等于1g 氨基酸。A. A. 每日需要 85~101g 氨基酸。

对于慢性肾脏病患者，蛋白质摄入量需要依据分解代谢率、肾功能及透析过程中可能损失的蛋白量进行调整[23-25]。肾功能受损的患者需要限制蛋白质的摄入量以减缓肾脏疾病的进展。对于接受持续肾功能替代治疗的患者，每日蛋白质摄入量应控制在 1.8~2.5g/kg[23-25]。接受血液透析的急性肾损伤患者每日需要摄入蛋白 1.5g/kg 以保持正氮平衡[26]。对于接受持续血液透析患者，目前推荐每日蛋白质摄入量为 1.2g/kg[27,28]，而进行长期自动腹膜透析患者每日需要 1.3g/kg[29]。

案例 38-1，问题 3：A. A. 有外周静脉导管且外周静脉通路似乎挺适合。他可以考虑使用外周肠外营养制剂吗？

A. A. 的外周通路良好，所以他符合外周肠外营养的标准之一。另外，他应该能够耐受满足他营养需求所需肠外营养制剂的液体量。外周肠外营养的一种常见并发症为血栓性静脉炎（发生率高达 70%），通常在 72 小时内就会发生[5,30]。静脉炎通常是因为肠外营养制剂呈高 pH 或高渗性所致。常见的外周肠外营养制剂渗透压为 600~900mOsm/L，而血浆渗透压为 280~300mOsm/L。葡萄糖-氨基酸混合液的渗透压可通过将葡萄糖浓度乘以 50 和氨基酸浓度乘以 100 来快速进行估算。电解质、维生素和微量矿物质的渗透压大约为 150~200mOsm/L。虽然合并输注脂肪乳剂可以降低渗透压、缓冲 pH、提高外周静脉的耐受性，但仍不能消除血栓性静脉炎的风险[31]。如果 A. A.

需要长期的肠外营养治疗，应该选择中心静脉通路。

案例 38-1，问题 4：基于先前确定的蛋白质和热量目标，为 A. A. 设计肠外营养制剂配方，并且计算配置肠外营养制剂所需的各种宏量营养素的所需的液体量。

A. A. 每日热量和蛋白质目标大约在 1 900kcal 和 85g。每日 85g 蛋白质可以提供 340kcal 能量（1g 蛋白质 = 4kcal）。用总能量需求减去蛋白质提供的能量就是非蛋白质能量需求（由碳水化合物和脂肪提供）。对于 A. A. ，就是总能量 1 900kcal 减去蛋白质提供的 340kcal，非蛋白质需要提供 1 560kcal。通常葡萄糖占非蛋白质热量 60%~70%，脂质占 30%~40%。1 092kcal 葡萄糖（约 321g 葡萄糖；1g 葡萄糖 = 3.4kcal）可为 A. A. 提供 70%的非蛋白质热量。剩余的 30%非蛋白质热量由 468kcal 脂质提供（46.8g脂质；1g 静脉注射用脂质 = 10kcal）。

对于 70%的葡萄糖溶液每 100ml 可提供 70g 葡萄糖。为获得 321g 葡萄糖，需要提供 459ml 葡萄糖溶液。

$$葡萄糖容量（ml）= 321g 葡萄糖×100ml/70g 葡萄糖$$
$$=459ml \qquad \text{（公式 38-1）}$$

同样的是，为获得 85g 氨基酸，需要 10%的氨基酸溶液 850ml。20%的静脉脂肪乳剂提供的热量为 20kcal/ml 或 20g/100ml，234ml 的 20%的静脉脂肪乳剂能够提供 46.8g 脂肪。每日葡萄糖、氨基酸和脂肪混合液总量为 1 543ml。最后的制剂中还包括电解质、维生素、微量元素和水。

案例 38-1，问题 5：医疗机构使用三合一肠外营养液（total nutrient admixture，TNA）以 100ml/h（2 400ml/d）的速度输注外周肠外营养。这个方案符合营养目标中的大部分要求。请问这能满足 A. A. 的维持液体需求吗？

维持液体需求量可以利用几种方法计算。最简单的方法是用每日 30~35ml/kg 作为基础来计算。另一种方法是按 20kg 体重需要 1 500ml，实际体重超过 20kg 的部分按 20ml/kg 来计算。这两种方法都能估算维持基本代谢所需的液体量，但同时应补充液体的额外丢失量，如呕吐、鼻饲管引流、腹泻和大面积开放性伤口的失液量。A. A. 的液体需求量估算如下：

$$ml/d = 1 500ml+[（20ml/kg）×（84.5kg-20kg）]$$
$$= 1 500ml+（20ml/kg）×64.5kg$$
$$= 1 500ml+1 290ml = 2 790ml \qquad \text{（公式 38-2）}$$

外周肠外营养制剂略少于 A. A. 每日所需的 2 790ml。他对液体的需要量可以通过将外周肠外营养增加到每日 2 600ml 来满足，这样也使他的热量和蛋白质摄入量略为增加，使其更接近目标需要量。但是另外一种选择是通过单独的静脉通路来补充所需的额外液体量。由于液体摄入过量会使患者处于液体超载的危险之中，因此，补液不要过量，这对患者非常重要。因此，应监测 A. A. 是否有液体超载的迹象，包括外周水肿、气促、每日的液体入量超过液体出量、低钠血症及体重骤升。

案例 38-1,问题 6: 混合供能系统是将葡萄糖供能和脂肪供能联合在一起供能来满足机体对能量的需要。这种供能方式有什么好处?

利用脂肪提供一部分热量可以减少过量摄入葡萄糖引起的代谢问题。成年人葡萄糖代谢的最大速率是每分钟 5~7mg/kg 或每日约 7g/kg。当每日葡萄糖剂量大于 7g/kg 时,葡萄糖将不能被充分利用,最后会转化为脂肪[32]。转化为脂肪的过程可能引起呼吸系统损伤及肝功能异常[33-35]。高血糖症是过量摄入葡萄糖的另一个并发症,与电解质和酸碱平衡紊乱、渗透性利尿、感染风险增加、吞噬细胞和补体功能的改变相关。此外,利用混合供能系统可以每日补充少量静脉脂肪乳剂,而无需每周两次大剂量补充脂肪以避免必需脂肪酸缺乏(essential fatty acid deficiency,EFAD)。迅速给予静脉脂肪乳剂与网状内皮组织系统的改变相关,但持续给予小剂量静脉脂肪乳剂没有观察到这种现象[36]。静脉脂肪乳剂应以小于每小时 0.11g/kg 的速度输注以避免不良反应,包括肝、肺、免疫系统和血小板的损伤[11]。为避免 EFAD,必需脂肪酸应占总热量摄入的 1%~4%(如每周 2 次补充 20% 的脂脂肪乳剂 250ml)。

必需脂肪酸、亚麻油酸和 α-亚麻油酸不能由人体自身合成。其中只有亚麻油酸是成年人所必需的。EFAD 的临床症状包括皮肤干燥、增厚、鳞屑、脱发、伤口愈合不良和血小板减少,这些症状会在给予不含脂肪的肠外营养的数周到数月后出现[29]。三烯与四烯的比值大于 0.4 是 EFAD 的生化证据,可在给予不含脂肪的肠外营养的一周后出现。肠外营养治疗时,持续输注高渗葡萄糖溶液可引起胰岛素浓度升高。这是由于胰岛素能够促进脂肪生成而非脂肪分解以及亚麻油酸不能从脂肪组织中释放所致[34]。

患者评估:中度应激

案例 38-2

问题 1: B. B.,64 岁,女性,4 年前被诊断为卵巢癌后接受化疗和体外放疗的联合疗法,并因此患上慢性放射性肠炎。她因饭后腹痛 7 日逐渐加剧入院,已有 5 日未排便。进一步询问得知过去几周因恶心呕吐只喝了少量液体,在此期间,她的体重也减低了 2.7kg。系统回顾有阳性发现,患者具有腹痛。体格检查示患者消瘦,腹部胀大。生命体征:体温 38.5℃,心跳 88 次/min,血压 102/68mm/Hg。她身高 168cm,体重 50kg。病史显示 1 个月前她的体重 52.7kg,6 个月前是 55.4kg。

入院时实验室检查结果如下:

Na:133mmol/L

K:4.5mmol/L

Cl:100mmol/L

HCO_3^-:25mmol/L

BUN:15mg/dl

Cr:0.7mg/dl

GLU:103mg/dl

Ca:9.3mg/dl

Mg:2.2mg/dl

P:4.5mg/dl

ALB:3.1g/dl

WBC:11 800/μl

Hct:46%

ALT:31U/L

AST:27U/L

ALP:65U/L

T-Bil:0.6mg/ml

腹部 CT 显示 B. B. 肠道梗阻处远端狭窄,提示慢性炎症。B. B. 被诊断为慢性放射性肠炎。为什么 B. B. 适合给予肠外营养?

当患者营养摄入不足达到 7 日或更长时间以及胃肠道功能异常时,应当考虑给予肠外营养。B. B. 在过去几周里只有少量进食,而且她的体重下降了 5%。此外,在过去 6 个月里,她的体重下降超过 10%,可以认为是重度体重减少。B. B. 由于放射性肠炎需要进行肠道休息的保守疗法,故无法口服进食。

对于体重下降的评估应包括对脱水情况的评估,尤其是 B. B. 由于有呕吐且在过去几周只有少量进食而存在的脱水风险。净体重(去脂体重)的减少可能不如体重减轻那么明显。除此之外,B. B. 入院时血清白蛋白浓度低至 3.1g/dl。当评估这一内脏蛋白水平时,应考虑到她的脱水情况,因为当她补水时可能导致血清白蛋白浓度进一步降低。由于 B. B. 的胃肠道不能发挥正常功能,因此具有肠外营养的指征。住院病人应用肠外营养最常见的主要诊断参见表 38-3。

表 38-3

住院成人患者应用全肠外营养最常见的临床诊断

应用全肠外营养的前 10 位疾病诊断
肠道或腹膜粘连伴梗阻
急性胰腺炎
败血症
憩室炎
急性呼吸衰竭
肠梗阻
吸入性肺炎
胃肠并发症
冠状动脉粥样硬化
肺炎

来源:Wischmeyer PE et al. Characteristics and current practice of parenteral nutrition in hospitalized patients. *JPEN J Parenter Enteral Nutr.* 2013;37;56-67.

案例 38-2，问题 2： B. B. 营养不良的主要类型是什么？

B. B. 丢失了部分脂肪和肌肉，还消耗了内脏蛋白。她同时有消瘦和恶性营养不良的表现。因此，应当考虑她是蛋白质能量混合型营养不良（见第 35 章）。

案例 38-2，问题 3： 医疗团队成员希望 B. B. 能增重，同时也担忧她营养不良的状态。给 B. B. 过度的营养可能会导致哪些并发症？

B. B. 可能有再喂养综合征的风险。慢性营养不良可能会导致细胞内磷、钾和镁的消耗，在检测血清电解质浓度时这些现象不明显。当能量集中消耗时，磷、钾和镁会从细胞外转化至细胞内，导致再喂养综合征。碳水化合物能转化为葡萄糖，引起胰岛素分泌，反过来也会促进葡萄糖、水、磷和其他胞内电解质的摄取。这种现象是在二战中给慢性营养不良的幸存者提供正常食物和液体食品时首次发现的。再喂养综合征的并发症包括高血压、心功能不全、癫痫、昏迷甚至死亡。这些并发症在 20 世纪 70 年代和 80 年代曾经被报道过，当时已经开始为慢性疾病尤其是不能进食的住院患者提供肠外营养。了解患者体重减少和饮食习惯的病史有助于评估再喂养综合征的风险。应开始为"有风险"患者启动并缓慢增加特殊营养支持，同时密切监测以避免严重的电解质异常和相关的心血管疾病。

为将 B. B. 发生再喂养综合征的风险降至最低，在开始营养支持治疗之前应纠正所有的电解质紊乱。因为 B. B. 的电解质水平尚在正常范围，因此不必对基础水平进行调整。之后需要缓慢实施营养支持，并按常规补充维生素。起始治疗第一周需要每日监测实验室指标包括磷、钾、镁和葡萄糖[38,39]。

所有患者都应当避免过度喂养，尤其是存在呼吸系统问题的患者（如机械通气、慢性阻塞性肺疾病）。过度摄入碳水化合物尤其有害，因为产生的二氧化碳与消耗的氧气量相关。二氧化碳潴留可能导致酸碱平衡的改变。当葡萄糖溶液以 4~5mg/(kg·min)[20~25kcal/(kg·d)] 的速度输注时，碳水化合物能够被氧化完全。而输注速度超过这一限度时会增加二氧化碳的生成并可能引起呼吸窘迫。在为 B. B. 设计肠外营养方案时，重要的是提供合适的热量并将葡萄糖的输注速度控制在 4mg/kg(kg·min) 以内[40,41]。对于成年人来说，每日脂肪摄入量不应超过 2.5g/(kg·d)。然而，现有的文献更支持不超过 1g/(kg·d) 的剂量。同样重要的是，需要对血清甘油三酯水平进行监测，以评估患者对该剂量静脉脂肪乳剂的耐受程度。如果血样是在输注甘油三酯或全肠外营养液期间采集的，即使血清甘油三酯浓度达到稍高的 400mg/dl 这个水平那也是可以接受的[42]。高甘油三酯血症有时可以通过肉眼观察到血样浑浊来快速判断。

案例 38-2，问题 4： 在 B. B. 通过静脉输液完成水化后，她的体重为 51.5kg，因为患者入院后 24 小时内腹痛和

腹胀严重，需要手术治疗，肠外营养治疗不得不推迟。医生行剖腹探查术，切除 25cm 的回肠以去除严重肠炎病灶和引起梗阻的狭窄部分。患者术后无肠鸣音。患者在右侧开通了植入式静脉给药系统，从术后第 1 日开始应用肠外营养。请为她计算热量和蛋白需求量。

能量需求可根据预测方程、简化公式 [25~30kcal/(kg·d)] 或间接量热法（最准确的算法）来进行估算。目前文献报道的预测方程超过 200 个，其中包括 Harris-Benedict 公式。利用女性的 Harris-Benedict 公式（见第 35 章中的表 35-3）进行计算，B. B. 目前体重 51.5kg，身高 167.7cm，年龄 64 岁，基础能量消耗（BEE）为 1 158kcal/d。为估算 B. B. 每日消耗的总能量，基础能量消耗必须进行修正：因限制卧床，活动参数为 1.2；因手术，应激参数为 1.2。修正后的总能量消耗值比基础能量消耗高 44%，达 1 668kcal/d。因此 1 600kcal/d 的能量需求是合理的。以类似的方法计算（见第 35 章中的表 35-4），由于处于中度应激，她的蛋白质需求量为 62~77g/d[1.2~1.5g/(kg·d)]。

案例 38-2，问题 5： 为 B. B. 设计了一个单日剂量包装的全肠外营养液制剂，这能提供 1 600kcal 热量和 70g 氨基酸，且其中 75% 的非蛋白质热量由碳水化合物提供，25% 由脂质提供。肠外营养制剂的宏量营养素由 70% 的葡萄糖，30% 的脂肪乳剂和 10% 的氨基酸混合而成。

（1）氨基酸

$$氨基酸（蛋白质）热量 = 70g \times 4.0kcal/g$$
$$= 280kcal$$
$$10\%氨基酸容量（ml）= 70g/(0.1g/ml)$$
$$= 700ml \quad （公式 38-3）$$

（2）葡萄糖

$$葡萄糖热量 = (1\ 600-280) \times 0.75$$
$$= 990kcal$$
$$葡萄糖需要量（g）= 990kcal/(3.4kcal/g)$$
$$= 291g$$
$$70\%葡萄糖容量（ml）= 291g/(0.7g/ml)$$
$$= 416ml \quad （公式 38-4）$$

（3）脂肪乳剂

$$脂肪热量 = (1\ 600-280) \times 0.25 或 1\ 320-990$$
$$= 330kcal\ 30\%脂肪乳剂容量（ml）$$
$$= 330kcal/(3.0kcal/ml)$$
$$= 110ml \quad （公式 38-5）$$

（4）能量物质的总容量

$$700ml10\%氨基酸 + 416ml70\%葡萄糖 + 110ml30\%脂肪乳剂$$
$$= 1\ 226ml\ 总液体量 \quad （公式 38-6）$$

B. B. 的肠外营养制剂每日可提供 291g 葡萄糖和约 33g 脂肪。如果肠外营养是 24 小时持续输注的，B. B. 每分钟将摄入 3.9mg/kg 葡萄糖，每日摄入 0.6g/kg 脂肪。葡萄糖和脂

肪的剂量都没有超过问题3中推荐剂量的限制。其他的一些成分如电解质、维生素、微量矿物质等加入后可微增营养液容量至1 680ml/d。输注速度可以通过下列公式计算：

$$每小时输注速度（ml/h）= 1\,680ml/24h$$
$$= 70ml/h \quad （公式38-7）$$

B. B. 每日1 680ml的营养液并不能够满足她每日维持液体量2 130ml的需要（参见案例38-1，问题5）。她需要额外补充液体以满足所需液体量，这些液体需要从另外的静脉通路输入或以灭菌注射用水的形式加入全肠外营养液中。

案例38-2，问题6： 将葡萄糖、脂肪和氨基酸混合在一个容器中的好处和坏处是什么？

肠外营养可选择以下两种方法之一进行配制：一是葡萄糖-氨基酸混合液（二合一），静脉脂肪乳剂以背负式输注的方式独立进行输液；二是静脉全营养混合液（三合一），将葡萄糖、氨基酸和静脉脂肪乳剂混合在一个袋中进行输注[43]。

虽然全肠外营养液由于其便捷性和价格优势受到了许多家庭医生和医疗机构的欢迎，但是，在传统的葡萄糖-氨基酸混合液中添加脂肪乳剂，会使得混合溶液变为混合乳剂，其生理学差异将影响产品的稳定性[44]。因此，我们必须考虑到这两种制剂之间的差异。二合一和三合一肠外营养液各自的优势和劣势参见表38-4。

案例38-2，问题7： 与二合一肠外营养液相比，全合一肠外营养液的稳定性如何？为什么输液过滤器是必需的？

静脉脂肪乳剂会随着时间逐渐酸败，这是由于游离脂肪酸的生成增加而导致pH的下降。当脂肪与葡萄糖和氨基酸混合时，这一过程会加速。静脉脂肪乳剂的稳定性由同一脂滴的极性和非极性区域共同维持。脂滴的极性区域带负电，会排斥所有其他带负电的脂滴。当表面失去极性时，脂滴会聚集成更大的脂球，而这时脂肪乳就会变得不稳定且不安全，存在导致肺血管栓塞的危险。美国市场上销售的静脉脂肪乳剂使用一种阴离子型的卵磷脂乳化剂，以保持脂滴的分散性和稳定性。乳剂的不稳定常常是逐步发生的，从乳化开始，到脂肪颗粒聚合结束，亦可称为乳剂的"破裂"。pH的下降和二价阳离子（Mg^{2+}，Ca^{2+}）的加入会改变脂滴表面电荷，增加乳剂的稳定性被破坏的风险。尽管葡萄糖可以降低pH，但氨基酸的加入足以缓冲pH的变化。应当限制全营养混合液中二价阳离子的添加量以使脂肪乳剂稳定性下降的风险降至最低。三价阳离子如Fe^{3+}绝不可加入三合一肠外营养液制剂中。含有脂肪的营养液必须通过视觉观察评估它是否有相位分离的表现，即乳剂是否处于"出油"的不稳定状态：连续的油层或分散的脂滴。脂肪乳化颗粒的平均直径为0.5μm，不稳定脂肪乳剂中的脂滴不可见，但合并成40~50μm的脂肪颗粒肉眼是可见的。5μm大小的脂肪颗粒可以造成肺部毛细血管的阻塞[43,44]。

表38-4

二合一和三合一肠外营养液的优点和缺点

	二合一	三合一
优点	■ 改善整体稳定性 ■ 提高配置不同浓度的葡萄糖和氨基酸的灵活性 ■ 可按需加入更高浓度的电解质 ■ 药物配伍性更佳 ■ 高渗透压和酸性环境降低细菌繁殖的风险 ■ 颗粒物和沉淀物更易观察，可使用细菌过滤器（0.22μm） ■ 若非每日使用肠外营养，导管阻塞的风险更低	■ 所有组分在药房内无菌条件下配制 ■ 为居家治疗患者提供简化制剂 ■ 降低供应和设备成本 ■ 降低输液所需的护理时间 ■ 减少配置制剂的成本 ■ 降低污染的风险 ■ 与单独输注静脉脂肪乳剂相比，可抑制细菌生长 ■ 滴速更慢可将静脉脂肪乳剂输液反应发生率降至最低 ■ 滴速更慢可增加脂质清除 ■ 降低外周肠外营养的静脉炎风险
缺点	■ 若脂肪乳剂需单独输注，则输液的时间和经济成本增加 ■ 接触污染的风险升高 ■ 静脉炎风险升高，尤其是外周肠外营养未与静脉脂肪乳剂联合输注的情况下 ■ 背负式输注肠外营养最长时间限制在12小时内[45]	■ 静脉脂肪乳剂的不透明性将降低颗粒物或沉淀物的可见度 ■ 静脉脂肪乳剂稳定性较差，易发生脂质分离，加入高浓度电解质后混合物的稳定性更差 ■ 静脉脂肪乳剂混合物的微粒粒径更大，必须使用1.2μm的细菌过滤器，不可使用0.22μm的细菌过滤器 ■ 药物配伍性更差 ■ 需避免使用含邻苯二甲酸二乙基己酯的容器，因为该毒性物质可被脂质萃取，并对患者造成伤害

因此推荐使用直径 1.2μm 的过滤器以防止增大的脂肪颗粒输入患者体内[12,43]。

使用双腔袋可以延长全营养混合液的保存期限,因为在开始输注前,它可以将脂肪与葡萄糖、氨基酸及其他物质进行物理隔绝。双腔袋对于那些居家治疗者有极大的优势,因为一周用的营养液可以一次准备好[43]。

全营养混合液制备好后要放入冰箱(4℃)以保持稳定性。当营养袋从冰箱拿出后,需要加热到室温并且充分混合后才能使用。混合营养液最好的办法是轻轻地上下颠倒袋子,使袋内的液体从顶部流到底部。应当避免剧烈摇动袋子以免空气进入破坏乳剂的稳定性[43,44]。

> **案例 38-2,问题 8:** 全营养混合液(三合一)中微生物的繁殖和二合一营养液有什么不同?

葡萄糖和氨基酸肠外营养混合液的高渗透压(>2 000mOsm/L)和酸性 pH 不利于大部分微生物生长。单纯的脂肪乳剂是等渗的并具有生理性 pH,是微生物生长的理想介质。将三种营养物质混合而成的全营养混合液为微生物提供了一个介于上述二者之间的生长环境[43,44]。中心静脉导管穿刺和操作次数与导管相关的感染发生率有明确的相关性。出于对控制感染的考虑,使用单日剂量包装的肠外营养液可以使对中心静脉导管的操作次数减少到每日 1 次,从而减少接触性污染。疾病预防控制中心的指南中允许全营养混合液输注 24 小时。然而,考虑到脂肪乳剂有利于微生物的生长,与二合一肠外营养液以背负式单独输注的时间不得超过 12 小时[43]。

> **案例 38-2,问题 9:** 为 B. B. 设计一个方案,以监护其营养支持的有效性并鉴别和预防不良并发症。

对接受肠外营养治疗的患者,常规监测和评估营养状态和代谢反应是必要的。营养支持的目标是患者营养需求的估算,并需要定期常规评估以判断治疗是否充分。日常监测的指标包括生命体征、体重、体温、血生化指标、血液学指标、营养摄入量和液体出入量。

营养治疗的充足与否需要每周进行评估,这可以通过测定血清内脏蛋白如前白蛋白、白蛋白浓度(参见第 35 章中的表 35-2)的浓度来完成。前白蛋白的半衰期只有 2~3 日,因此血清前白蛋白浓度应随着充足的营养供应和临床状态的改善而逐周增加。白蛋白的半衰期更长,可达 14~20 日,这使得它不适合用于反映肠外营养治疗的合成代谢反应,但是它是预估发病率和死亡率的良好指标[46]。间接测热法在测定方法正确的情况下,是重新评估能量消耗的最准确方法。判断蛋白质摄入量是否充足可以通过评估氮平衡量,即比较氮的摄入量和排出量(出入量)来实现。氮是由肠外营养制剂中的氨基酸所提供。每一种市售氨基酸制剂中每克氨基酸氮含量略有不同,应查阅制造商的产品信息来获得这个数值。平均来说,氨基酸中 16% 为氮或每 6.25g 蛋白质中含 1g 氮。大部分氮以通过尿液以尿素的形式排泄,尿素是蛋白质能量代谢的副产物。肾脏对尿素氮的排泄随着应激反应的增强而增加。为评估氮平衡量必须收集 24 小时尿并测量尿中尿素氮(urine urea nitrogen, UUN)的量。一些实验室可以测定总的尿氮量(尿中所有氮的含量)。此外,还有一些氮通过皮肤、呼吸和粪便排泄,无法具体测定,但每日大约为 2~4g。

$$氮平衡 = 氮摄入量 - 氮排出量$$
$$= 氨基酸(g)/6.25 - [UUN(g)+3g]$$
$$= g \qquad (公式\ 38\text{-}8)$$

在危重症患者中实现正氮平衡很困难,其计算结果可能为负数或零。对于恢复期患者,超出氮平衡量 2~4g 是可以接受的。负氮平衡患者需重新评估其蛋白质和能量的摄入量。对于负氮平衡患者,增加热量和蛋白质的摄入可能是有益的。

正如其他检测一样,评估需要对多个指标及患者临床状态进行监测。识别那些可能警示临床医生即将发生并发症的趋势是最重要的。推荐的监测指标参见表 38-5。

表 38-5

肠外营养常规监测指标

指标	开始治疗时	每日(危重症)	每周 2~3 次(稳定)	每周	每月(居家)	按需
体重	×	×	×			
尿素氮、肌酐、葡萄糖	×	×	×			
电解质(Na,K,Cl,HCO₃⁻,Ca,P,Mg)	×	×	×			
白蛋白,AST,ALT,LDH,ALP,总胆红素,结合胆红素	×			×		×
前白蛋白	×			×		×
甘油三酯	×			×		×
血常规(RBC,Hgb,Hct,WBC,PLT)	×			×		×

推荐 TPN 的监测方案

案例 38-3

问题 1：C. C. ,56 岁,男性,因腹痛加重和呕吐入院,被诊断为急性胰腺炎。这是他近一年来第 3 次因胰腺炎入院治疗。既往史包括酒精滥用、慢性阻塞性肺疾病和 2 型糖尿病。社会史主要为吸烟 2 包/日。已置鼻胃管,禁食状态,予静脉补液治疗。经过 5 日治疗,C. C. 的腹痛减轻,胰腺炎好转,开始恢复进食。进食 2 日后,C. C. 感觉剧烈腹痛和呕吐。他有发热,WBC 升至 21 000/μl;低血压,需要大量静脉补液。此外还出现呼吸窘迫,需要气管插管和机械通气。最近的动脉血气分析结果:pH 7. 44;PCO_2 40mmHg;PO_2 88mmHg;HCO_3^- 28mmol/L。C. C. 的临床表现也与重度胰腺坏死相一致。为他置入小口径鼻空肠饲管开始肠内营养治疗,但 C. C. 出现剧烈腹痛、腹胀、肠鸣音消失,所以停止肠内营养治疗。因其住院期间营养摄入不足且预计近期胃肠功能难以恢复,因此给予肠外营养治疗。C. C. 身高为 175cm,平时体重为 98kg。

在确定 C. C. 的能量需求时,应该如何调整?

首先,C. C. 为肥胖患者,应使用调整后的体重来计算能量需求。肥胖的定义是体重超过理想体重的 120% 或体重指数(body mass index,BMI)大于 $30kg/m^2$。C. C. 体重为 98kg,是理想体重 69kg 的 142%。BMI 计算方式参见公式 38-9:

$$BMI = 体重(kg)/身高(m)^2$$
$$= 98kg/(1.73m)^2$$
$$= 32.7kg/m^2 \qquad (公式 38-9)$$

肥胖患者计算能量需求时应该调整体重,因为脂肪组织不具有代谢活性。但大约四分之一的脂肪组织是由一些具有代谢活性的支持组织所组成。肥胖患者可以通过公式 38-10 来调整体重[47]:

$$调整后的体重 = 0.25 \times (实际体重 - 理想体重) + 理想体重$$
$$= 0.25 \times (98kg - 69kg) + 69kg$$
$$= 76kg \qquad (公式 38-10)$$

使用调整后的体重来计算能量需求,可以降低喂养过度造成脂肪组织进一步增加及血糖管理复杂化的风险,特别是对于糖尿病患者。还可使用 Ireton-Jones 预测公式(将肥胖因素考虑在内)计算体重。应用间接测热量法来计算能量消耗可以更准确地估算能量需求,避免喂养过度。

C. C 属于危重症患者。美国肠外和肠内营养学会(American Society for Parenteral and Enteral Nutrition,ASPEN)指南支持对危重症患者实施允许性摄入不足(能量需求估算量的 80%),以使胰岛素抵抗、感染和延长机械通气时间的风险降到最低。当患者情况稳定时,可以将肠外营养方案增加至能量需求估算量的 100%[21]。对于重症肥胖患者,ASPEN 指南进一步支持将 BMI 超过 30 的患者的目标热量摄入控制在机体目标能量需求的 60%~70% 或每日 11~14kcal/kg 实际体重(每日 22~25kcal/kg 理想体重)。对于 BMI Ⅰ级和Ⅱ级的患者,蛋白质摄入应大于 2.0g/kg 理想体重;BMI Ⅲ级的患者则应大于 2.5g/kg 理想体

重[21,48]。对于 C. C. 而言,他的 BMI 为 32.7(BMI Ⅰ级),他的能量需求目标为 22kcal/kg 理想体重或约 1 500kcal/d。

案例 38-3,问题 2：胰腺炎是否是使用脂肪乳剂的禁忌证?

一些研究已引起人们对胰腺炎患者应用静脉脂肪乳剂的关注。经口摄入脂肪可以刺激胰腺外分泌功能,但不适用于胰腺炎患者。尽管酒精性胰腺炎患者存在高脂血症,但高脂血症似乎不是引发胰腺炎的主要因素。急性胰腺炎合并高甘油三酯血症最常见于遗传性或获得性脂类代谢缺陷的患者。另外,胰腺炎可能与高甘油三酯血症有关[49]。

一些研究者评估含静脉脂肪乳剂的肠外营养制剂在急性胰腺炎患者中的作用,并未发现其能刺激胰腺外分泌功能。此外,有胰腺炎病史患者使用静脉脂肪乳剂也并未导致腹痛或胰腺炎复发。现有数据表明,静脉脂肪乳剂对于胰腺炎患者来说是一种安全有效的供能形式[49]。

虽然尚未就脂肪乳剂的最佳组成达成共识,但危重症医学学会(Society of Critical Care Medicine,SCCM)和 ASPEN 最近的指南建议,在危重症监护病房入住的第一周内,患者应接受不含大豆脂质的肠外营养制剂[49]。由于对细胞膜和炎症过程的积极影响,推荐在脂肪乳剂中加入 n-3 脂肪酸、二十碳五烯酸(eicosapentaenoic acid,EPA)和二十二碳六烯酸(docosahexaenoic acid,DHA)[50]。

监测血清甘油三酯浓度应是胰腺炎患者和接受脂质肠外营养制剂患者常规管理的一部分。对于持续输注静脉脂肪乳剂的患者,血清甘油三酯浓度应维持在 400mg/dl 以下;而对于间歇输注静脉脂肪乳剂的患者,在输完 4 小时后检测的血清甘油三酯浓度应小于 250mg/dl[1,42,49]。若超出上述范围,应考虑从肠外营养方案中去除静脉脂肪乳剂或减少其用量。

案例 38-3,问题 3：对于 C. C. 肠外营养治疗起始和配方设计还有什么需要考虑的地方?

轻中度胰腺炎患者一般不需要营养支持治疗。重症急性胰腺炎患者应该在容量复苏完成后立即放置鼻肠管并开始管饲喂养。如果管饲不可行,则应考虑在入院的 5 日后(炎症反应高峰期过后)开始肠外营养治疗[21]。急性胰腺炎是一种复杂的疾病,其严重程度也不尽相同。重症急性胰腺炎可引起全身炎症反应综合征(systemic inflammatory response syndrome,SIRS),影响多器官系统,最终往往导致器官衰竭。受损或衰竭的器官可能需要调整肠外营养制剂中的宏量营养素和微量营养素。

高血糖是肠外营养治疗最常见的并发症,可由多种因素引起。没有糖尿病史的患者在应激状态下可能表现出高血糖。糖尿病患者在危重症时的糖代谢变化更大。应激诱导的高血糖可由胰岛素抵抗、胰岛素分泌减少、糖异生和糖原分解增加所引起[51]。治疗的最初 24 小时内葡萄糖摄入量应限制为 150g,在血糖浓度持续低于 180mg/dl 之前不应

增加葡萄糖的量,并应经常监测毛细血管血糖浓度。因有糖尿病并伴有急性胰腺炎,预计 C.C. 在输注肠外营养时需要补充胰岛素。胰岛素治疗可以皮下注射、静脉注射或直接加入到肠外营养制剂中[52,53]。常规胰岛素可以 0.1U/g 葡萄糖的剂量作为合理的起始点添加到肠外营养制剂中并按需调整以将血糖浓度维持于 140~180mg/dl 之间[54]。也可单独输注胰岛素以便更积极地控制血糖。在肠外营养治疗期间,高血糖患者应至少每 6 小时一次,甚至更频繁的监测毛细血管葡萄糖浓度,必要时可能需要额外皮下注射胰岛素[53,55,56]。

> **案例 38-3,问题 4：** C.C. 目前实验室检查结果如下：
> Na:137mmol/L
> K:4.5mmol/L
> Cl:102mmol/L
> HCO$_3^-$:26mmol/L
> BUN:9mg/dl
> Cr:0.8mg/dl
> GLU:148mg/dl
> Ca:8.9mg/dl
> Mg:1.9mg/dl
> P:2.8mg/dl
> ALB:3.0g/dl
> C.C. 的肠外营养制剂应包含哪些电解质呢?

一旦宏量元素目标达成且耐受性已建立,肠外营养治疗的日常管理围绕着维持患者的液体和电解质需求进行。必须考虑所有同时给予的静脉补液和药物,并复核精确的出入液量。加入肠外营养制剂的电解质包括钠、钾、氯、醋酸盐(被代谢成碳酸氢盐)、镁、钙和磷酸盐。电解液的需求个体差异较大,应基于患者个体需求加入肠外营养制剂。然而,没有明显液体和电解质丢失、肝或肾功能不全、酸碱平衡紊乱的患者,使用标准维持剂量的电解质效果良好。电解质可以个体化补充或作为市售复合产品用于维持量。肠外营养中电解质需求量的指南参见表 38-6。

表 38-6

每日电解质需求量指南

电解质	需求量
钠	80~100mmol
钾	60~80mmol
氯	50~100mmol*
醋酸盐	50~100mmol*
镁	4~10mmol
钙	5~7.5mmol
磷(磷酸盐)	20~40mmol

* 根据需要添加,以保持酸碱平衡

> **案例 38-3,问题 5：** C.C. 的肠外营养制剂需包含多少剂量的复合维生素和微量元素?

维生素和微量元素是正常代谢和营养素利用所必需,应被加入肠外营养制剂。美国医学协会营养顾问组已制定囊括 13 种必需维生素的应用指南[57]（表 38-7）。

表 38-7

成人肠外营养每日维生素推荐剂量

维生素	剂量
脂溶性维生素	
维生素 A	3 300IU(相当于 990 视黄醇)
维生素 D	200IU(5mg 维生素 D$_3$)
维生素 E	10IU(6.7mg/dl-α-生育酚)
维生素 K	150μg
水溶性维生素	
维生素 B$_1$(硫胺素)	6mg
维生素 B$_2$(核黄素)	3.6mg
维生素 B$_3$(烟酸)	40mg
维生素 B$_6$(吡哆醇)	6mg
维生素 B$_{12}$(氰钴胺)	5μg
叶酸	600mg
泛酸	15mg
生物素	60μg
维生素 C(抗坏血酸)	200mg

目前也已制定针对铬、铜、锰和锌等微量元素每日使用剂量的指南[58]。除了这些微量元素外,根据患者每日的基础需要量,许多从业人员也会给患者补充硒。微量元素推荐剂量参见表 38-8。与维生素一样,微量元素可以单独添加或使用复合产品。钼和碘也有商业化产品。

表 38-8

成人肠外营养每日微量元素用量

微量元素	计量
铬	10~15μg
铜	0.3~0.5mg
锰	60~100μg
硒	20~60μg
锌	2.5~5mg

案例 38-3,问题 6：C. C. 的肠外营养初始输注速度为 40ml/h。为什么选择这么慢的输注速度呢？

应用含高渗葡萄糖的肠外营养制剂的标准操作是在开始输注的最初 24 小时内以缓慢输注速度滴速启动：大多数患者小于 250g 葡萄糖；糖尿病或高血糖患者小于 150g 葡萄糖。如果患者可以耐受，输注速度可以在接下来的 24～48 小时缓慢增加至目标输注速度 1 800ml/d。临床医生可以在初始阶段评估患者对营养制剂成分的耐受性并避免代谢并发症（主要是高血糖）[37]。如果 C. C. 的血糖持续低于 180mg/dl，则肠外营养输注速度可提升至目标速度。

案例 38-3,问题 7：此后 24 小时由于大量胃液从鼻胃管流失，导致体液出入量为负平衡。此时的实验室检查结果如下：

Na：138mmol/L

K：3.1mmol/L

Cl：91mmol/L

HCO_3^-：33mmol/L

BUN：28mg/dl

Cr：0.9mg/dl

GLU：279mg/dl

Ca：7.8mg/dl

Mg：1.4mg/dl

P：1.8mg/dl

ALB：2.8g/dl

动脉血气分析结果：pH 7.46；PCO_2 47mmHg；PO_2 98mmHg；HCO_3^- 31mmol/L。是什么因素导致这些代谢异常呢？

肠外营养治疗可能导致多种代谢并发症。最常见的异常包括低钾血症、低镁血症、低磷酸血症和高血糖。肠外营养治疗计划应包括常规监测这些血清化学成分以便尽早发现并发症并制定管理或预防并发症的方法。

低钾血症

低钾血症是肠外营养治疗启动初期常见的代谢并发症，通常发生于最初的 24～48 小时。钾和葡萄糖一起从细胞外转移至细胞内。另外，构建净体重即去脂体重（例如合成代谢）时每克氮（源自氨基酸）约需消耗 3mmol 钾。利用葡萄糖促进糖原合成时也需要钾[37,39,59]。

C. C 的血清钾浓度降低与代谢性碱中毒有关。代谢性碱中毒可增加肾脏的钾排泄量。应通过肠外营养或另一条静脉通路补充额外的钾。

低镁血症

镁和钾一样也是主要的细胞内阳离子，是参与合成代谢的电解质。使用肠外营养制剂时出现血清镁浓度降低非常常见，非脂肪组织合成时每克氮需消耗 0.25mmol 镁[37,39,59]。可以在肠外营养制剂中补充额外的镁。但使用

TNA 制剂时，镁的用量必须符合指南规定的阳离子浓度以保持脂肪乳剂的稳定性。

低磷血症

三磷酸腺苷（adenosine triphosphate, ATP）是一种重要的能量载体。当磷进入细胞内参与 ATP 合成时，患者会发生低磷血症。输注高渗葡萄糖会使磷迅速消耗，尤其是营养不良的患者（参见案例 38-2,问题 3,关于再喂养综合征的讨论）。磷主要在肝脏和骨骼肌中用于合成 ATP。碱中毒时碳水化合物的磷酸化也会使磷的储备相应减少。作为红细胞中 2,3-二磷酸甘油酸（2,3-diphosphoglycerate, 2,3-DPG）的组成成分，磷是氧从血红蛋白中分离所必需的[59]。

当血磷浓度降至 1.0mg/dl 以下时会出现低磷血症的临床症状和体征：嗜睡、肌无力、白细胞功能缺陷、糖耐量异常、横纹肌溶解、癫痫发作、溶血性贫血、膈肌松弛和死亡。中重度低磷血症可通过静脉输注 0.625mmol/kg 磷酸来控制[39,59-61]。尽管 C. C 的血磷浓度没有低于 1.0mg/dl，但仍偏低（1.8mg/dl），因此每日肠外营养制剂中应加入 15～30mmol 的磷酸盐。他可能还需要额外补充磷酸盐来丰富磷的储备[60]。

代谢性碱中毒

基于动脉血气分析结果，C. C. 具有代谢性碱中毒的证据：低氯血症、碳酸氢盐升高。从鼻胃管持续流失的液体和盐酸是引起他代谢性碱中毒的主要原因。此类代谢性碱中毒的治疗需要从其他静脉通路补充液体和氯离子。由于醋酸盐可转化为碳酸氢盐并促进碱中毒，肠外营养制剂中的醋酸盐可改为氯盐[59]。然而，一般来说，肠外营养制剂不是调节和补充电解质和液体的主要载体。液体和电解质平衡可以通过持续静脉补充液体和电解质来调节。

高血糖

高血糖是肠外营养治疗最常见的代谢并发症，特别是对于应激患者。代谢应激可增加糖异生和糖原分解。内源性葡萄糖产生的增加和肠外营养制剂中高渗葡萄糖的使用都将增加高血糖发生的可能性[62]。C. C. 作为糖尿病患者合并发作胰腺炎并处于外科手术恢复应激期，发生高血糖的风险尤其高。

持续性高血糖可引起尿糖升高和渗透性利尿，导致脱水和电解质异常。高血糖损害免疫反应如改变趋化作用和吞噬作用及削弱补体功能，从而增加感染的风险。在极端情况下，高血糖发展为高渗性非酮症酸中毒和昏迷，死亡率可达 40%。

控制葡萄糖输注速度小于 4mg/kg[20kcal/(kg·d)]可以最大限度地减少高血糖的发生[63]。临床证据表明，治疗高血糖和维持血糖正常可以降低发病率和死亡率、缩短住院时间和减少住院费用[53,55,64-66]。

案例 38-3,问题 8：根据血生化检查结果，C. C. 的肠外营养制剂中每升所含电解质浓度调整为：氯化钠，160mmol；氯化钾，140mmol；磷酸钾，60mmol；硫酸镁，

27mmol；葡萄糖酸钙，15mmol。钙和磷酸盐剂量与每日维持剂量相比是否合适？应该怎样避免钙和磷酸盐不相溶？钙和镁的存在是否会影响脂肪乳剂的稳定性？

钙和磷酸盐的可溶性是事关肠外营养制剂的安全问题。给予 C.C. 的钙剂量超过常规维持剂量的 3 倍以上（表 38-6）。事实上却无需如此高的剂量，因为观察到的低钙血症是由于 C.C 血清白蛋白浓度降低导致与之结合的钙也相应减少。其实 C.C. 并非真正存在低钙血症，对生理功能非常关键的游离（或离子）钙浓度并未改变。如果可行的话，建议监测离子钙浓度。然而，一些实验室并未开展这项检测。这种情况下可以使用"经校正"的钙计算公式。如血清白蛋白浓度每降低 1g/dl，血清钙浓度就会降低约 0.8mg/dl[67]。对于 C.C. 而言，他的血清钙浓度应由 7.8mg/dl 校正为 8.8mg/dl[（4.0g/dl-2.8g/dl 白蛋白）×0.8+7.8mg/dl 钙]。

此时给予 C.C. 的磷酸盐剂量已经超过通常的推荐剂量 20~40mmol/d（表 38-7）。虽然 C.C. 的血清磷浓度很低，需要额外补充磷酸盐，但是将肠外营养制剂中磷的剂量增加到 60mmol/d，这可能会导致磷与钙离子不相溶，引起磷酸钙沉淀。

许多因素都能影响钙和磷酸盐的溶解度，在制备肠外营养制剂时需要谨慎操作以确保不会超过溶解度上限。如果溶解度降低，微沉淀可能会发生并可能引起弥漫性肺栓塞，导致呼吸窘迫或死亡。钙和磷酸盐沉淀曲线能帮助操作人员安全地混合这些溶液。这些指南有助于预测磷酸钙沉淀可能发生时磷和钙各自的临界浓度。确定钙和磷酸盐的溶解度必须基于两者混合时的液体量，而非最终的液体量。例如，如果将含钙和磷酸盐的电解质添加到 1 000ml 葡萄糖-氨基酸混合溶液中，然后添加 300ml 静脉脂肪乳剂，则钙-磷酸盐溶解度的考虑是基于 1 000ml，而非最终的 1 300ml 体积。此外，一些氨基酸产品含有磷酸根离子，在测定钙-磷酸盐溶解度时应将其考虑在内[12,68]。

磷酸钙在体外的沉淀取决于钙盐的种类、钙和磷酸盐的浓度、氨基酸浓度、制剂的温度和 pH 及输注时间。葡萄糖酸钙比氯化钙更能增加磷酸钙的溶解度。在等摩尔浓度的溶液中，氯化钙比葡萄糖酸钙解离得更多，从而释放出更多的游离钙离子与磷酸盐结合。钙和磷酸盐在肠外营养制剂中添加的时间应有一定间隔。推荐最先加入磷酸盐，最后加入钙，从而最大限度地利用肠外营养的容量。肠外营养制剂在配置过程中应定期搅拌均匀并检查有无沉淀产生[69]。其他改善钙溶解度的指南还规定氨基酸最终浓度应大于 2.5% 且 pH 小于 6。环境温度的升高可以促进磷酸钙的沉淀，在新生儿重症监护病房中的保温箱中可观察到这种现象。保存于室温的肠外营养制剂应在配置后 24 小时内输注完毕；冷藏保存的肠外营养制剂也应在复温后 24 小时内输注完毕。即使在输液容器中未发生沉淀，室温升高和输液速度减慢也会导致静脉导管中产生磷酸钙沉淀[12]。

二价阳离子钙（10mmol）和镁（15mmol）超过了指南一般所推荐的最大剂量（钙和镁可以安全加入到 TNA 中而不

破坏脂肪乳剂的稳定性）。一般来说，指南规定每升二价阳离子不超过 20 个。由于 1.8L 营养液中含 50 个二价阳离子（28 个二价阳离子/L），C.C. 的肠外营养中二价阳离子已过量，这可能会导致混合液的不稳定。

最后，输注 TNA 肠外营养制剂时应使用 1.2μm 的空气滤网过滤，输注不含脂的混合物应使用 0.22μm 的空气滤网过滤[12]。

案例 38-3，问题 9：C.C. 的胰腺炎正逐步好转，由于气管插管和机械通气，不能经口进食，故为他重新置入小口径鼻空肠喂养管准备管饲进食。他应该如何顺利从肠外营养过渡到肠内营养呢？

管饲开始时可使用等渗的全肠内营养制剂缓慢持续输注，速度为 10~50ml/h，每 4~24 小时逐渐增加 15~25ml/h（参见第 37 章）。同时，应减少肠外营养制剂，避免液体摄入过多，并保持热量和蛋白摄入量恒定。C.C. 预期可以在 24~48 小时内从肠外营养过渡到肠内营养。

案例 38-4

问题 1：D.D.，43 岁，男性，患克罗恩病（CD）17 年，近 2 年来因克罗恩病恶化而多次入院治疗。近 1 年来体重无意识地下降 12%。这次是因为腹痛加剧、恶心、呕吐、停止排便 9 日入院。入院前口服美沙拉嗪，1g/次，每日 4 次；泼尼松，10mg/次，每日 1 次来控制病情。体格检查示患者消瘦，腹部胀大。基线实验室检查结果如下：

Na：142mmol/L

K：4.2mmol/L

Cl：99mmol/L

HCO$_3^-$：15mmol/L

BUN：12mg/dl

Cr：0.9mg/dl

GLU：114mg/dl

Ca：9.1mg/dl

Mg：1.9mg/dl

P：5.8mg/dl

ALB：2.8g/dl

PA：28g/dl

请解读 D.D. 的 PA 水平。

虽然 D.D. 的前白蛋白水平表明他的营养储备状况良好，但在解读时仍应谨慎。20 世纪 60 年代的研究表明泼尼松可以升高前白蛋白水平[70]。尽管 D.D. 的前白蛋白水平正常，但其他指标提示他为慢性营养不良。他的白蛋白水平仅为 2.8g/dl。仅 1 年来他的体重无意识地下降 5.4kg，并非常消瘦。皮质激素治疗在可能使用肠外营养溶液的患者中相当普遍，包括炎症性肠病、肿瘤和呼吸系统疾病患者。

案例 38-4，问题 2：D.D. 住院时间较长且并发腹腔内脓肿、伤口愈合不良和肠坏死，需要切除小肠仅保留 82cm，但回盲瓣和结肠可以保留。D.D 被诊断为短肠综合征（short bowel syndrome，SBS）。D.D. 回盲瓣和结肠存在的临床意义是什么？

小肠切除术后末段回肠和结肠的存在对于营养和水分管理至关重要，因为在没有 TPN 支持的情况下，这类患者可能会耐受非常短的小肠。回盲瓣的存在可以延长肠道转运时间并且作为防止细菌回流至小肠的屏障。电解质、微量元素和维生素的缺乏在克罗恩病患者中非常常见，并受到回肠末端和结肠的功能状态的影响。这些缺乏也常提示机体存在慢性失血（如缺铁）、慢性腹泻（如缺镁、硒、锌）或特定吸收部位的缺失（如维生素 B_{12}）。克罗恩病患者维生素 D 缺乏的发生率很高。

案例 38-4，问题 3： 该患者的营养和代谢管理应注意哪些问题？

短肠综合征是指由于广泛的肠切除导致肠功能不足以满足机体对营养和液体的需求。当约 75% 的小肠被切除时，短肠综合征的临床表现非常明显。最近的研究表明保留小肠的平均长度可能比之前认为的更短（约 335cm），所以短肠综合征最好根据患者的症状和表现而不仅仅是小肠的剩余长度来定义[71]。克罗恩病患者常发生腹泻、脱水及矿物质、微量元素和维生素等营养元素的缺乏（参见第 28 章）。在成人中，短肠综合征常见于克罗恩病、放射性肠炎、肠系膜动脉梗死、粘连性梗阻和创伤患者[72]。如果没有足够的营养支持将会发展为重度营养不良。

为了维持良好的营养状态，D.D 需要肠外营养支持直至剩余小肠逐步适应。这种适应期可能需要数周至数月至数年，大部分患者的小肠可以在大部分肠道切除后的二年内适应。通过使用营养素刺激肠细胞可以加快肠道的适应性，最好是少量、多次经口进食或管饲喂食[1,73,74]。有时残存的小肠可能永远也无法适应，这些短肠综合征患者可能就需要终生的肠外营养支持来维持生命。

短肠综合征的一个潜在并发症是胃液分泌过多。胃分泌物容量和酸度与切除肠道的长度成正比[79-81]。患者可遭受反流症状，类似呈上腹部疼痛和胃灼烧表现的卓-艾综合征。通常有必要服用可以减少胃肠道运动（止泻药）和胃液分泌（H_2 受体阻断剂和质子泵抑制剂）的药物，以减少胃分泌物的容量和胃酸分泌过多造成的损害。由于胃肠道体液大量流失，这些药物在液体和电解质失衡的管理中也很重要。像 D.D. 这样小肠被广泛切除而结肠保存完整的患者可能由于胆盐耗尽而遭受腹泻[1,73,74]。

奥曲肽可能有助于减少短肠综合征患者的腹泻。奥曲肽可减少多种胃肠道分泌物，减缓空肠的转运，但往往作用持续时间较短且并未显示出改善营养吸收的效果[82]。需要提醒的是，大多数口服药物在空肠的前 50cm 被吸收。应避免给予缓释药物。

短肠综合征患者存在维生素和矿物质缺乏的风险，尤其是叶酸、维生素 B_{12}、维生素 D、硒和锌。这些患者应额外补充维生素 B_{12} 和静脉或口服复合维生素液体制剂。短肠综合征患者会经胃肠道丢失更多的微量矿物质，尤其是锌和硒，应注意补充这些矿物质[73,74]。

D.D. 应该继续接受肠外营养支持并且很可能需要在家接受肠外营养治疗来维持他的营养和液体需求。由于无法口服雷尼替丁，治疗小组将雷尼替丁 150mg 加入 D.D. 的肠外营养制剂中以控制胃液分泌过多和腹泻。必须每日监测 D.D. 的体液容量状况并评估脱水或液体负荷过多的临床症状。应预先考虑电解质异常包括低钠血症、低钾血症、低镁血症、低钙血症和代谢性酸中毒的发生[74]。

案例 38-4，问题 4： 住院第 10 日出现发热，有绿色脓液从腹部切口处流出。他被诊断为肠外瘘。D.D. 每日从瘘管流失的液体约为 600ml，这会如何影响他的肠外营养？

肠外瘘是肠道和皮肤之间的异常通道。肠外瘘大多数发生于术后第 7～10 日，可根据瘘管起始部位、漏出量、病因和瘘管数量进行分类。从肠外瘘丢失的液体、电解质和微量元素随瘘管起始部位的不同而各异。必须考虑这些液体、电解质和微量元素的丢失，并通过将其添加到肠外营养制剂中或通过另外的静脉输液来进行补充。

案例 38-4，问题 5： D.D. 的情况已经稳定，他的医生打算在数日内让他出院回家继续接受 TPN。D.D. 身高为 175cm，出院时体重为 64kg。请设计一种合适的家庭肠外营养治疗方案。

家庭全肠外营养可以让像 D.D. 这样的患者更快出院。居家治疗的患者必须生理和病理状况都稳定，家中有强力支持团队来协助护理，以及有适当的家庭环境，并就家庭肠外营养治疗接受相关教育[75]。

制定肠外营养治疗方案的第一步是估计能量和蛋白质需求（参见第 35 章）。D.D. 已术后第 10 日，估算他每日的能量需求为 25～30kcal/kg 或约 1 600～1 920kcal。蛋白质的目标需要量必须包括用于伤口愈合和通过肠外瘘流失的氮元素（蛋白质）。每日 1.5～1.8g/kg（96～115g）的目标是合理的。长期接受全身皮质激素治疗在克罗恩病患者中非常常见并可能会导致肌肉萎缩。皮质激素造成净体重的丢失可能会增加氨基酸的需求量。

为简化他的营养和补液方案，D.D. 每日所需的所有液体包括肠外营养液、电解质、维生素、微量元素和水应加入同一个 TNA 容器中来输注。D.D. 的家庭肠外营养制剂应包括维持基础需要量所需的 3 000ml/d 的液体（参见案例 38-1，问题 5）以及补充肠外瘘丢失所需的 600ml/d 的液体。肠外营养液所提供的营养素包括 100g 氨基酸（400kcal）、264g 葡萄糖（884kcal）、50g 脂肪（500kcal）、电解质、维生素和矿物质以维持血生化指标正常。开始时必须每日监测出入液量并应该根据这些信息和 D.D 的临床状况调整治疗方案。

治疗过程中可能需要调整补液和电解质。胃肠道分泌的液体含有丰富的电解质,包括钠、钾、氯化物和碳酸氢盐。检测通过肠外瘘丢失的液体中的电解质成分有助于明确需要补充的电解质种类及具体的剂量。液体和电解质都需要补充以防止脱水、电解质紊乱和酸碱失衡。

除了体液和电解质流失外,微量元素锌也会从小肠液中流失。每升小肠液中约含12mg锌,必须给予补充以预防锌的缺乏。此外,锌可能在伤口愈合中起作用[76]。肠外瘘的治疗可以包括皮下注射奥曲肽50~100mg,每日2或3次,或添加到肠外营养制剂中以减少肠外瘘的丢失[77]。

居家输液药房将负责配置 D.D. 的肠外营养制剂。通常会准备7日量的肠外营养制剂(7袋)并送至患者家中。这些制剂都必须冷藏保存直至使用,制剂在使用前应加热至室温并目视检查是否有颗粒物。因为一些添加剂如复合维生素长期稳定性较差,患者或医务人员必须在肠外营养输注前将其加入到肠外营养制剂中。

准备进行家庭肠外营养治疗的患者和及其照护者必须学会如何进行家庭治疗的管理,包括机体液体状态的评估、中心静脉导管的护理、感染及肠外营养输注的相关技术问题。家庭肠外营养的准备工作还包括放置中心静脉导管以用于长期的全肠外营养治疗[7,8]。

案例38-4,问题6: 还有哪些方法可以简化 D.D. 的肠外营养方案并方便他活动呢?

必须考虑将 D.D. 从24小时连续肠外营养输注过渡到周期性输注。当 D.D. 的肠外营养方案可以满足他每日所需全部的营养和补液需求并能稳定下来之后就可以给予他周期性肠外营养方案了。周期性治疗是指每日输注肠外营养制剂的时间少于24小时,这样每日可以有一些时间从肠外营养治疗中解放出来。周期性治疗通常在出院前开始循序渐进并取决于患者对每日开始和停止全肠外营养治疗时输液量和葡萄糖摄取量变化的耐受能力。例如,周期性治疗开始第1日将24小时肠外营养输注减为20小时输注(如20:00至次日16:00),然后第2日减为16小时输注(如20:00至次日12:00),第3日减为12小时输注(如20:00至次日8:00)。随着每一次输注时间的递减,输注速度则相应增加,以确保每日总的肠外营养溶液量不变。肠外营养方案的输注速度一般在开始输注后1~2小时后逐渐加快以避免高血糖,并在停止输注前1~2小时逐渐减慢以避免低血糖。例如,16小时的周期性肠外营养输注需要1小时来加快或减慢输注速度,可以将总的全肠外营养液容量除以输注时间减去1小时来估算目标输注速度。然后将目标输注速度除以2来获得1小时加速或减速的速度。对于 D.D. 的3 000ml全肠外营养液,先从20:00开始以100ml/h的速度输注1小时,然后在21:00将滴速增至200ml/h并持续14小时,次日11:00将滴速降至100ml/h至中午12:00输注结束。大多数的居家输液泵可以自动完成对以上输注速度的调节。最终,营养制剂可以在夜间10~12小时内输注完毕,使 D.D. 白天可以从肠外营养输注中解放出来。

应继续监测患者生命体征、出入液量、血清电解质和血糖浓度。在肠外营养输注结束后30分钟至1小时应评估血糖浓度以确保没有发生低血糖。

案例38-4,问题7: 除了他的肠外营养液和静脉注射雷尼替丁150mg外,D.D. 每隔8小时静脉注射氢化可的松100mg,而且现在他需要胰岛素治疗。这些药物或任何其他药物可以与他的肠外营养液混合以简化他的药物治疗方案吗?

接受肠外营养治疗的患者通常需要合并其他药物治疗。大多数患者有足够的静脉通路或具有多腔的中心静脉导管,因此将药物与肠外营养液混合不是问题。然而对于一些静脉通路受限的患者,可以考虑在肠外营养液中直接加入其他药物或通过二次输液进行背驮式给药。

尽管有些情况下,肠外营养制剂中可以添加常规胰岛素、H₂受体拮抗剂和肝素,但并不鼓励常规将药物添加到肠外营养制剂中。临床上经常会有向肠外营养混合液中添加其他药物的一些需求。将药物与肠外营养液混合的特殊准则如下[83]:

1. 在加入药物之前,必须确定药物与特定的肠外营养混合液的24小时稳定性和相容性。

2. 药物必须具有合适的药代动力学特点,并有证据支持连续输注有效。

3. 药物在与肠外营养混合之前24小时剂量必须保持恒定。

4. 在加入药物之前与,肠外营养输注速度应保持稳定至少24小时。

5. 肠外营养应有适当的标记以避免肠外营养突然中断带来的药物治疗问题。

案例38-4,问题8: 在接受家庭肠外营养3周后,D.D. 的肝功能检查指标升高,如下:

　　Bil:0.8mg/dl
　　AST:70U/L
　　ALT:90U/L
　　ALP:100U/L
这些异常是由他的肠外营养所致吗?

接受长期肠外营养治疗的成年人肝功能检查指标升高很常见,可以在开始治疗后2~3周即被注意到。通常表现为轻微和短暂的升高,并不会发展为明显的肝功能障碍。肝胆功能障碍主要类型为脂肪变性(脂肪肝),其他患者则发展为胆汁淤积或胆石症(胆道梗阻)。肝酶升高通常在肠外营养治疗停止后恢复,很少发展为肝衰竭[35,78]。

除了避免过量摄入碳水化合物和脂肪外,其他能预防或处理肠外营养相关肝功能异常的方法不多。目前可能的预防措施包括甲硝唑和补充熊去氧胆酸、胆碱和肉碱,转用含 n-3 脂肪酸的脂肪乳剂也可以考虑。进展性肝病患者可考虑给予肝移植和小肠移植[78]。

D.D. 的肝酶升高此时并不是关注的重点,因为肝酶目前低于 3 倍正常值。然而,D. D. 已接受家庭肠外营养 3 周,而且他的伤口已经愈合,是时候把他的能量和蛋白质摄入量减少至维持目标[20 ~ 25kcal/(kg·d)和 0.8 ~ 1.0g/(kg·d)]。肝酶应每周定期监测。因为他可能不需要终身接受肠外营养治疗,轻微的升高很可能会恢复。

必须牢记肝脏是机体消化、代谢和营养素储备的主要器官。当肝脏功能受损(如肝硬化)时,机体可能会对宏量营养素不耐受以及出现宏量营养素失衡。患者可能出现高血糖、低血糖、血脂水平变化及氨基酸代谢物(氨)的累积。

案例 38-4,问题 9: 在接受家庭肠外营养 10 个月后,D. D. 摔倒并造成腕关节骨折,由此怀疑他是否骨密度降低。随即进行的双能源 X 线吸收法(DEXA)扫描显示其骨密度 T 值为 -3.1。这些结果是因长期接受肠外营养治疗引起的吗?长期肠外营养治疗的其他并发症是什么?

肠外营养治疗的长期并发症是指肠外营养治疗持续时间超过 3 个月所出现的不良反应。最常见的并发症包括中心导管相关并发症(感染或堵塞)、代谢性骨病和肝胆疾病[84]。

长期肠外营养治疗患者代谢性骨病的确切病因尚不清楚,然而其起源似乎与多种因素有关。D. D. 的代谢性骨病的主要危险因素包括克罗恩病以及用于治疗它的药物(如皮质激素),同时包括长期的肠外营养治疗[85]。骨质疏松症和骨软化症都与长期使用肠外营养有关。骨质疏松症是最常见的代谢性骨病,由骨量减少引起。骨软化症为骨骼软化,通常由于维生素 D 缺乏而导致。骨质疏松症和骨软化症有时候可能会同时发生。钙、镁和维生素 D 等微量元素的缺乏是代谢性骨病的危险因素。曾经认为骨骼病变由铝的毒性引起。然而当 TPN 制剂中几乎不再含有铝之后,代谢性骨病仍然存在。高浓度氨基酸和 TPN 循环使用会导致肾脏对钙排泄量增加。代谢性骨病的其他危险因素包括机体内钙、磷及维生素 D 和 K 的代谢异常。

中心导管相关并发症可表现为从导管堵塞到中心导管相关脓毒症等多种类型。这两种并发症都与 CVC 护理有关,应采用整体导管护理措施进行预防[86]。堵塞由纤维蛋白和/或脂质沉积发展而来。导管堵塞轻则流量减少,重则完全闭塞,需要拔除导管。中心导管感染与导管用于肠外营养输注和抽取血样的次数有关。CVC 感染的患者通常会在肠外营养输注过程中伴有发热和心动过速等症状和体征。中心导管感染由细菌引起,通常为皮肤菌群(表皮葡萄球菌和金黄色葡萄球菌)。如果怀疑为 CVC 相关脓毒症,那么应停止使用 CVC,采集外周和中心静脉血标本进行培养,开始抗菌治疗并等待培养结果[85]。

长期接受肠外营养治疗相关的肝胆并发症发生率为 19% ~ 75%。这些并发症轻则表现为慢性的肝酶升高,重则为终末期肝病(肝纤维化和肝硬化)。与肠外营养相关的肝病被称为肠衰竭相关性肝病(intestinal failure-associated liver disease,IFALD)。IFALD 的病因分为非营养相关和营养相关两种。IFALD 的非营养相关病因包括药物、胆道梗阻、细菌过度繁殖和内源性肝病。营养相关的 IFALD 可由喂养过度、营养素毒性和营养素缺乏引起。与 IFALD 相关的营养素毒性包括锰、铝和大豆油。与 IFALD 相关的营养素缺乏包括牛磺酸、胆碱、肉碱和必需脂肪酸。IFALD 最常见的组织学表现为脂肪变性,继发胆汁汁淤积、肝纤维化,最终发展为肝硬化。肝脂肪变性与喂养不足或喂养过度均有关,因此,确保正确剂量的卡路里至关重要[84]。

(李晓烨、王春晖 译,吴国豪 校,吕迁洲 审)

参考文献

1. Board of Directors and the Clinical Guidelines Task Force. Guidelines for the use of parenteral and enteral nutrition in adult and pediatric patients [published correction appears in JPEN J Parenter Enteral Nutr 2002;26:144]. *JPEN J Parenter Enteral Nutr.* 2002;26(Suppl):1SA.
2. Dudrick SJ. History of parenteral nutrition. *J Am Coll Nutr.* 2009;28:243–251.
3. Dudrick SJ et al. Long-term parenteral nutrition with growth, development and positive nitrogen balance. *Surgery.* 1968;64:134.
4. Krzywda EA et al. Parenteral access devices. In: Gottschlich MM et al, ed. *The Science and Practice of Nutrition Support: A Case-Based Core Curriculum.* Dubuque, IA: Kendall/Hunt Publishing; 2001:225.
5. Payne-James JJ, Kwahaja HT. First choice for total parenteral nutrition: the peripheral route. *JPEN J Parenter Enteral Nutr.* 1993;17:468.
6. Kane KF et al. High osmolality feedings do not increase the incidence of thrombophlebitis during peripheral IV nutrition. *JPEN J Parenter Enteral Nutr.* 1996;20:194.
7. Vanek VW. The ins and outs of venous access: part I. *Nutr Clin Pract.* 2002;17:85.
8. Vanek VW. The ins and outs of venous access: part II. *Nutr Clin Pract.* 2002;17:142.
9. Alhimyary A et al. Safety and efficacy of total parenteral nutrition delivered via a peripherally inserted central venous catheter. *Nutr Clin Pract.* 1996;11:199.
10. [No authors listed]. ASHP Technical Assistance Bulletin on quality assurance for pharmacy-prepared sterile products. *Am J Hosp Pharm.* 1993;50:2386.
11. Total parenteral nutrition/total nutrient admixture. USP DI Update. Rockville, MD: United States Pharmacopeial Convention; 1996:66.
12. Mirtallo J et al. Safe practices for parenteral nutrition [published correction appears in JPEN J Parenter Enteral Nutr. 2006;30:177]. *JPEN J Parenter Enteral Nutr.* 2004;28:S39.
13. Goulet O et al. A new intravenous fat emulsion containing soybean oil, medium chain triglycerides, olive oil, and fish oil: a single-center, double-blind randomized study on efficacy and safety in pediatric patients receiving home parenteral nutrition. *JPEN J Parenter Entern Nutr.* 2010;34:485–495
14. Reimund JM et al. Efficacy and safety of an olive oil-based intravenous fat emulsion in adult patients on home parenteral nutrition. *Aliment Pharmacol Ther.* 2005;21:445–454.
15. Driscoll DF. Intravenous lipid emulsions: 2001. *Nutr Clin Pract.* 2001;16:215.
16. Marchesini G et al. Nutritional treatment with branched chain amino acids in advanced liver cirrhosis. *J Gastroenterol.* 2000;35(Suppl 12):7.
17. Fabbri A et al. Overview of randomized clinical trials of oral branched-chain amino acid treatment in chronic hepatic encephalopathy. *JPEN J Parenter Enteral Nutr.* 1996;20:159.
18. Skeie B et al. Branch-chain amino acids: their metabolism and clinical utility. *Crit Care Med.* 1990;18:549.
19. Kearns LR et al. Update on parenteral amino acids. *Nutr Clin Pract.* 2001;16:219.
20. Brown RO, Compher C. A.S.P.E.N. clinical guideline: nutrition support in adult acute and chronic renal failure. *JPEN J Parenter Enteral Nutr.* 2010;34(4):366–377.
21. McClave SA et al. Guidelines for the provision and assessment of nutrition support therapy in the adult critically ill patient. Society of Critical Care Medicine and American Society for Parenteral and Enteral Nutrition. *JPEN J Parenter Enteral Nutr.* 2009;33:277–316.
22. Melnick G. Value of specialty intravenous amino acids solutions. *Am J Health Syst Pharm.* 1996;53:671–674.
23. Neyra R et al. Increased resting energy expenditure in patients with end-stage renal disease. *JPEN J Parenter Enteral Nutr.* 2003;27:36–42.
24. Scheinkestel CD et al. Impact of increasing parenteral protein loads on amino acid levels and balance in critically ill anuric patients on continuous renal replacement therapy. *Nutrition.* 2003;19:733–740.
25. Scheinkestel CD et al. Prospective randomized trial to assess caloric and protein needs of critically ill, anuric, ventilated patients requiring continuous

renal replacement therapy. *Nutrition.* 2003;19:909–916.

26. Fiaccadori E et al. Effects of different energy intakes on nitrogen balance in patients with acute renal failure: a pilot study. *Nephrol Dial Transplant.* 2005;20:1976–1980.

27. Cano N et al. ESPEN guidelines on enteral nutrition: adult renal failure. *Clin Nutr.* 2006;25:295–310.

28. Kopple J. The National Kidney Foundation K/DOQI clinical practice guidelines for dietary protein intake for chronic dialysis patients. *Am J Kidney Dis.* 2001;38(4 Suppl 1):S68–S73.

29. Blumenkrantz MJ et al. Metabolic balance studies and dietary protein requirements in patients undergoing continuous ambulatory peritoneal dialysis. *Kidney Int.* 1982;21:849–861.

30. Bayer-Berger M et al. Incidence of phlebitis in peripheral parenteral nutrition: effect of the different nutrient solutions. *Clin Nutr.* 1989;8:81.

31. Daly JM et al. Peripheral vein infusion of dextrose/amino acid solutions ± 20% fat emulsion. *JPEN J Parenter Enteral Nutr.* 1985;9:296.

32. Driscoll DF. Clinical issues regarding the use of total nutrient admixtures. *DICP.* 1990;24:296.

33. Wolfe RR. Glucose metabolism in burn injury: a review. *J Burn Care Rehabil.* 1985;6:408.

34. Delafosse B et al. Respiratory changes induced by parenteral nutrition in postoperative patients undergoing inspiratory pressure support ventilation. *Anesthesiology.* 1987;66:393.

35. Quigley EM et al. Hepatobiliary complications of total parenteral nutrition. *Gastroenterology.* 1993;104:286.

36. Seidner DL et al. Effects of long-chain triglyceride emulsions on reticuloendothelial system function in humans. *JPEN J Parenter Enteral Nutr.* 1989;13:614.

37. Matarese LE. Metabolic complications of parenteral nutrition therapy. In: Gottschlich MM et al, ed. *The Science and Practice of Nutrition Support: A Case-Based Core Curriculum.* Dubuque, IA: Kendall/Hunt Publishing; 2001:269.

38. Solomon SM, Kirby DK. The refeeding syndrome: a review. *JPEN J Parenter Enteral Nutr.* 1990;14:90.

39. Brooks MJ, Melnik G. The refeeding syndrome: an approach to understanding its complications and preventing its occurrence. *Pharmacotherapy.* 1995;15:713.

40. Mowatt-Larssen CA, Brown RO. Specialized nutritional support in respiratory disease. *Clin Pharm.* 1993;12:276.

41. Talpers SS et al. Nutritionally associated increased carbon dioxide production. Excess total calories vs high proportion of carbohydrate calories. *Chest.* 1992;102:551.

42. Sacks GS, Mouser JF. Is IV lipid emulsion safe in patients with hypertriglyceridemia? *Nutr Clin Pract.* 1997;12:120.

43. Barber JR et al. Parenteral feeding formulations. In: Gottschlich MM et al, ed. *The Science and Practice of Nutrition Support: A Case-Based Core Curriculum.* Dubuque, IA: Kendall/Hunt Publishing; 2001:251.

44. Driscoll DF. Total nutrient admixtures: theory and practice. *Nutr Clin Pract.* 1995;10:114.

45. Centers for Disease Control and Prevention. Guidelines for the prevention of intravascular catheter-related infections. *MMWE.* 2002;51(No. RR-10):1–28

46. D'Erasmo E et al. Serum albumin level at admission: mortality and clinical outcome in geriatric patients. *Am J Med Sci.* 1997;314:17–20.

47. Choban PS et al. Nutrition support of obese hospitalized patients. *Nutr Clin Pract.* 1997;12:149.

48. Choban PS, Dickerson RN. Morbid obesity and nutrition support: is bigger different? *Nutr Clin Pract.* 2005;11:300–311.

49. Seidner DL, Fuhrman MP. Nutrition support in pancreatitis. In: Gottschlich MM et al, ed. *The Science and Practice of Nutrition Support: A Case-Based Core Curriculum.* Dubuque, IA: Kendall/Hunt Publishing; 2001:553.

50. Singer P et al. ESPEN guidelines on parenteral nutrition: Intensive care. *Clin Nutr.* 2009;28:387–400.

51. Lewis KS et al. Intensive insulin therapy for critically ill patients. *Ann Pharmacother.* 2004;38:1243–1251.

52. McMahon MM. Management of hyperglycemia in hospitalized patients receiving parenteral nutrition. *Nutr Clin Pract.* 1997;12:35.

53. van den Berghe G et al. Intensive insulin therapy in the critically ill patients. *N Engl J Med.* 2001;345:1359.

54. McMahon MM et al. ASPEN clinical guideline: nutrition support of adult patients with hyperglycemia. *JPEN J Parenter Enteral Nutr.* 2013;37(1):23–36

55. Montori VM et al. Hyperglycemia in acutely ill patients. *JAMA.* 2002;288:2167.

56. McMahon MM, Rizza RA. Nutrition support in hospitalized patients with diabetes mellitus. *Mayo Clin Proc.* 1996;71:587.

57. Federal Register. April 20, 2000 (Volume 65, Number 77).

58. Task Force for the Revision of Safe Practices for Parenteral Nutrition. Safe practices for parenteral nutrition. *JPEN J Parenter Enteral Nutr.* 2004;28:S54.

59. Baumgartner TG. Enteral and parenteral electrolyte therapeutics. *Nutr Clin Pract.* 2001;16:226.

60. Brown KA et al. A new graduated dosing regimen for phosphorus replacement in patients receiving nutrition support. *JPEN J Parenter Enteral Nutr.* 2006;30:209.

61. Rosen GH et al. Intravenous phosphate repletion regimen for critically ill patients with moderate hypophosphatemia. *Crit Care Med.* 1995;23:1204.

62. Mizock BA. Alterations in carbohydrate metabolism during stress: a review of the literature. *Am J Med.* 1995;98:75.

63. Rosemarin DK et al. Hyperglycemia associated with high, continuous infusion rates of total parenteral nutrition dextrose. *Nutr Clin Pract.* 1996;11:151.

64. van den Berghe G et al. Outcome benefit of intensive insulin therapy in the critically ill: insulin dose versus glycemic control. *Crit Care Med.* 2003;31:359.

65. Furnary AP et al. Continuous intravenous insulin infusion reduces the incidence of deep sternal would infection in diabetic patients after cardiac surgical procedures. *Ann Thorac Surg.* 1999;67:352.

66. Zerr KJ et al. Glucose control lowers the risk of wound infection in diabetics after open heart operations. *Ann Thorac Surg.* 1997;63:356.

67. Rose BD. *Clinical Physiology of Acid-Base and Electrolyte Disorders.* 4th ed. New York, NY: McGraw-Hill; 1994:891.

68. Knowles JB et al. Pulmonary deposition of calcium phosphate crystals as a complication of home parenteral nutrition. *JPEN J Parenter Enteral Nutr.* 1989;13:209.

69. McKinnon BT. FDA safety alert: hazards of precipitation associated with parenteral nutrition [published correction appears in Nutr Clin Pract. 1996;11:120]. *Nutr Clin Pract.* 1996;11:59.

70. Oppenheimer JH, Werner SC. Effect of prednisone on thyroxine-binding proteins. *J Clin Endocrinol Metab.* 1966;26:715–721.

71. Gondolesi G et al. What is the normal small bowel length in humans? first donor-based cohort analysis. *Am J Transplant.* 2012;12:S49–S54.

72. Dabney A et al. Short bowel syndrome after trauma. *Am J Surg.* 2004;188:792–795.

73. Bernard DK, Shaw MJ. Principles of nutrition therapy for short-bowel syndrome. *Nutr Clin Pract.* 1993;8:153.

74. Kelly DG, Nehra V Gastrointestinal disease. In: Gottschlich MM et al, ed. *The Science and Practice of Nutrition Support: A Case-Based Core Curriculum.* Dubuque, IA: Kendall/Hunt Publishing; 2001:517.

75. Hammond KA et al. Transitioning to home and other alternative sites. In: Gottschlich MM et al, ed. *The Science and Practice of Nutrition Support: A Case-Based Core Curriculum.* Dubuque, IA: Kendall/Hunt Publishing; 2001:701.

76. Malone AM. Supplemental zinc in wound healing: is it beneficial? *Nutr Clin Pract.* 2000;15:253.

77. Seidner DL, Speerhas R. Can octreotide be added to parenteral nutrition solutions? Point-counterpoint. *Nutr Clin Pract.* 1998;13:84.

78. Buchman A. Total parenteral nutrition-associated liver disease. *JPEN J Parenter Enteral Nutr.* 2002;26(5 Suppl):S43.

79. Osborne MP et al. Massive bowel resection and gastric hypersecretion: Its mechanism and a plan for clinical study management. *Am J Surg.* 1967;114:393–397.

80. Frederick PL et al. Relation of massive bowel resection to gastric secretion. *N Engl J Med.* 1965;272:509–514.

81. Osborne MP et al. Mechanism of gastric hypersecretion following massive intestinal resection. Clinical and experimental observations. *Ann Surg.* 1966;164:622–634.

82. Ladefofed K et al. Effect of a long-acting somatostatin analogue SMS 201-995 on jejunostomy effluents in patients with severe short bowel syndrome. *Gut.* 1989;30:943–949.

83. Driscoll DF et al: Parenteral nutrient admixtures as drug vehicles. Theory and practice in the critical care setting. *Ann Pharmacother.* 1991;25:276–283.

84. Dibb et al. Review article: the management of long-term parenteral nutrition. *Aliment Pharmacol Ther.* 2013;37;587–603.

85. Hamilton C, Seidner DL. Metabolic bone disease and parenteral nutrition. *Curr Gastroenterol Rep.* 2004;6:335–341.

86. Sutton CD et al. The introduction of a nutrition clinical nurse specialist results in a reduction in the rate of catheter sepsis. *Clin Nutr.* 2005;24:220–223.

药物索引